YOGA MINCEUR

YOGA MINCEUR

CELIA HAWE

Photographie : Francesca Yorke

Traduit de l'anglais par Karima Afchar

Guy Saint-Jean
ÉDITEUR

Catalogage avant publication de Bibliothèque et Archives Canada

Hawe, Celia
Le yoga minceur
Traduction de : Yoga for slimmers.
ISBN 2-89455-197-5
1. Yoga, Hatha. 2. Exercices amaigrissants.
3. Régimes amaigrissants. 4. Perte de poids. I. Titre.
RA781.7.H3914 2006 613.7'046 C2005-941681-5

Nous reconnaissons l'aide financière du gouvernement du Canada par l'entremise du Programme d'Aide au Développement de l'Industrie de l'Édition (PADIÉ) ainsi que celle de la SODEC pour nos activités d'édition.

Patrimoine canadien Canadian Heritage Canada SODEC Québec

Publié originalement au Royaume-Uni en 2003 par Kyle Cathie Limited
Texte © Celia Hawe, 2003
Photos © Francesca Yorke, 2003
Sauf les photos des pages : 21; 34-35 (centre); 54-55 (centre); 76; 77; 79; 94-95 (centre); 101; 104; 134 et 137.
Photos de Photodisc
Édition : Sarah Epton
Adjointe à l'édition : Vicki Murrell
Révision : Catherine Blake
Styliste culinaire : Annie Rigg
Conception graphique : Becky Willis
Production : Sha Huxtable et Claudia Varosio

© Pour l'édition en langue française
Guy Saint-Jean Éditeur inc. 2005
Traduction : Karima Afchar
Révision : Jeanne Lacroix
Infographie : Christiane Séguin

Dépôt légal 1er trimestre 2006
Bibliothèques nationales du Québec et du Canada
ISBN 2-89455-197-5

Distribution et diffusion
Amérique : Prologue
France : CDE / Sodis
Belgique : Diffusion Vander S.A.
Suisse : Transat S.A.

Guy Saint-Jean Éditeur inc.
3154, boul. Industriel, Laval (Québec) Canada. H7L 4P7
(450) 663-1777. Courriel : saint-jean.editeur@qc.aira.com
Web : www.saint-jeanediteur.com

Guy Saint-Jean Éditeur France
48 rue des Ponts, 78290 Croissy-sur-Seine, France
(1) 39.76.99.43. Courriel : gsj.editeur@free.fr

Imprimé à Singapour

Remerciements

D'abord et avant tout, tous mes remerciements à mon mari adoré, Pete, pour son amour inconditionnel, son soutien, son enseignement et son enthousiasme inépuisables, sa contribution et son travail dans l'élaboration du programme *Yoga minceur*, et bien sûr, pour ce livre. Mes remerciements également pour tous les enseignants extraordinaires, les colloques, les conférences et les ouvrages qui m'ont guidée dans mon parcours. Sans eux, la rédaction de ce livre aurait été impossible.

Toute ma gratitude à Kyle Cathie Limited, mon éditeur, à Sarah Epton pour la rédaction, à Becky Willis pour la conception graphique, à Francesca Yorke pour les photos et à Annie Rigg pour le stylisme culinaire. Sans oublier mes magnifiques modèles, Juliet Murrell, Lisa Frize et Nicky Smith. Merci également à Jenny Pretor-Pinney qui nous a permis d'utiliser son studio de yoga (www.yogaplace.co.uk), à Alice Asquith et à Casall pour les vêtements gracieusement mis à notre disposition.

Pour terminer, et d'un point de vue personnel, je voudrais rendre hommage à la relation qui existe entre mon corps, mon esprit et mon âme, une relation qui m'a aidée à affronter bien des défis au fil des ans, et qui m'a permis d'aider et d'encourager les autres à affronter les leurs.

Table des matières

Introduction

Le programme *Yoga minceur* est exceptionnel et extraordinaire ; il vous aidera à perdre le surplus de poids qui encombre votre corps, votre esprit et votre âme. C'est un programme simple et agréable à suivre, il contient des exercices clairs et faciles à exécuter, auxquels s'ajoutent des mots d'encouragement et de motivation pour vous soutenir. Ma propre expérience et les résultats obtenus par ceux et celles qui ont suivi ce programme m'ont persuadée que c'était la seule manière d'aborder le « mal-aise », à savoir la gêne et la détresse causées par un surplus de poids. Au cours des 22 années passées à étudier le yoga et à travailler dans le monde de la forme physique, j'ai suivi et conseillé des milliers de personnes, je les ai aidées à perdre leurs kilos superflus et je leur ai appris à s'aimer telles qu'elles étaient. Et je peux vous aider aussi au moyen de ce livre.

Maigrir complètement

Selon les idées généralement répandues, je suis censée, à mon âge, prendre du ventre et grossir. Je vous assure que cela ne s'est pas produit (il faut préciser que j'ai toujours fait partie de ceux et celles qui enfreignent l'ordre établi !). Depuis que je n'ai plus la même attitude envers mes kilos en trop, grâce à ce programme yogique gagnant, le cycle perpétuel de la prise de poids/perte de poids a pris fin. Il m'a permis de reprendre ma vie en main, et il peut vous aider à en faire autant. Ensemble, nous revitaliserons votre corps en stimulant vos hormones paresseuses et votre métabolisme, à l'aide de techniques de respiration étonnamment puissantes. Mieux encore, je vous apprendrai comment atteindre un niveau de conscience supérieur, ce qui est une arme indispensable dans la lutte contre le surplus de poids. Mon attitude envers mon poids a complètement changé grâce à la démarche positive et responsable qu'inspire le yoga. Je suis tellement fière d'avoir perdu autant de poids et d'être restée mince, alors qu'auparavant je ne faisais que me réprimander parce que j'oscillais constamment entre la perte et le gain de poids.

Je vous aiderai également à envisager les choses sous un angle différent, à comprendre qu'être un peu rond, ce n'est pas un crime. Après tout, c'est sans doute le meilleur scénario pour commencer à changer ! Supposons (simple supposition) que notre corps est exactement comme il est censé être, afin que nous puissions, pour des raisons

Mon programme *Yoga minceur* vous aidera à perdre du poids, sans effort et pour toujours.
Tout ce qu'il vous faut faire, c'est :

1. **d'exécuter quelques postures simples ;**
2. **de remettre en question votre mode de pensée actuel ;**
3. **de suivre un programme alimentaire de détoxication simple.**

Ce programme est efficace :

1. **parce qu'il modifie votre mode de pensée ;**
2. **parce qu'il permet de cerner des aspects de votre vie qui doivent « maigrir » ;**
3. **parce que le régime alimentaire est pratique, facile à suivre et que ses résultats sont garantis.**

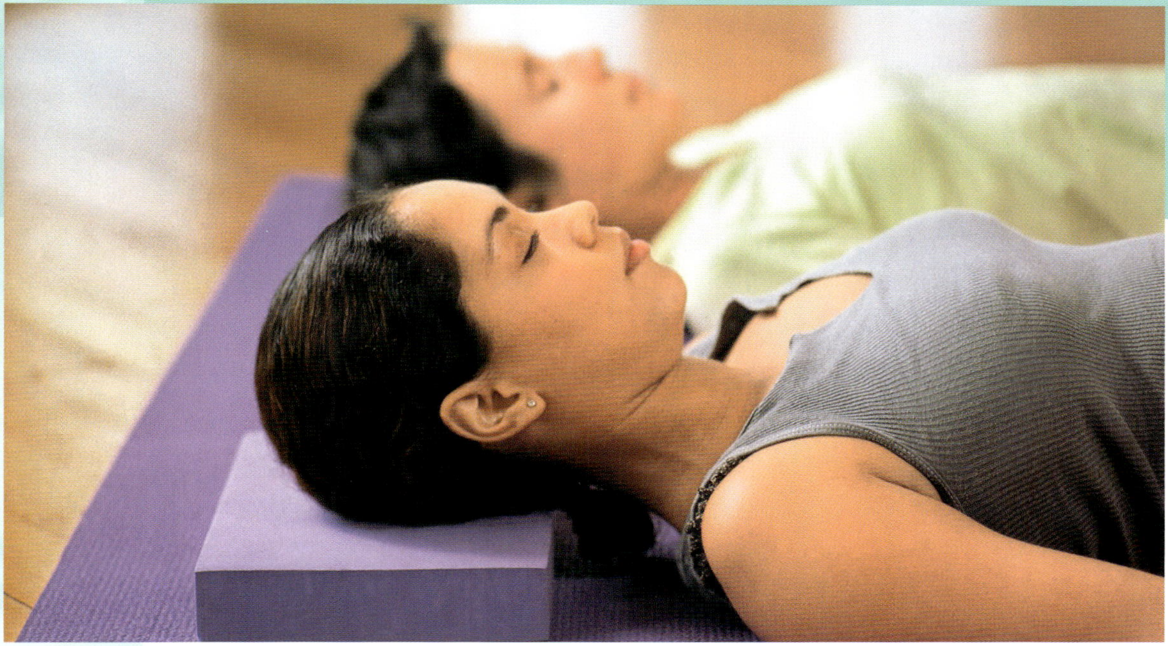

inconnues, tirer une leçon de ce surplus de poids. Dans le monde d'aujourd'hui, avoir des kilos en trop est perçu comme un échec. Mais si, au contraire, ce surplus vous transmettait le message que votre vie n'est plus équilibrée ? Ce qu'il est essentiel de garder à l'esprit, c'est que souffrir d'un surplus de poids traduit un plus grand malaise. Les régimes alimentaires et les programmes stricts d'exercice physique peuvent fort bien venir à bout, pendant un court laps de temps, de ce symptôme — le surplus de poids —, mais malheureusement, ils cessent rapidement d'être efficaces ou alors, nous finissons par nous lasser, par perdre notre élan et nos résolutions, nous abandonnons, et nous perpétuons ensuite ce cycle que nous haïssons tant et qui consiste à se sentir en situation d'échec, à reprendre et à perdre de vue que c'est notre être entier qu'il faut guérir.

En écrivant ces phrases, je suis consciente que la majorité de la population souffre du symptôme de surplus de poids. Si le surplus de poids est un symptôme, quelle est donc la maladie ? Je suis convaincue que nos vies ne sont pas vraiment équilibrées ; nous avons perdu de vue notre vraie nature, nous vivons simplement pour survivre, nous avons oublié comment nous épanouir, comment redevenir les êtres joyeux, aimants, attentifs et rayonnants que nous sommes en réalité. Par conséquent, si nous pouvions avoir accès à notre moi véritable et authentique, si nous pouvions renouer avec cette partie-là de notre être, tous ces kilos superflus disparaîtraient. Pour y parvenir cependant, il nous faut approfondir l'aptitude à reprendre notre vie pleinement en main, afin de vivre la vie que nous sommes censés vivre. Si en lisant ces lignes vous êtes perplexe ou si vous n'avez jamais entendu de telles choses auparavant, permettez-moi de vous répéter ceci : nos kilos superflus sont le symptôme d'un plus profond malaise, celui d'être isolé de notre véritable moi, de notre authentique nature humaine qui est aimante, attentive, bonne, créative et sage. Si nous pouvions retrouver le chemin qui mène à cette humanité, alors non seulement nous serions en mesure, en tant qu'individus, de vivre une vie merveilleuse, qui aurait enfin un sens, mais tout le genre humain en sortirait aussi grandi. Donc, dans ce contexte, n'est-il pas extraordinaire que votre corps vous envoie ce message et vous offre l'occasion d'accéder à un niveau de vie supérieur ?

Le programme *Yoga minceur* vous conseillera et vous stimulera pour que vous preniez le temps, chaque jour, de rétablir le lien avec votre moi profond. Au départ, vous devrez ne pas douter que ce moi existe afin de dégager la voie d'accès qui y mène. Vous devez me croire sur parole quand je vous dis que cela fonctionne. Tout ce que je vous demande, c'est d'essayer pendant un mois, 40 minutes par jour. Ce n'est qu'un tout petit pari à tenir alors que les gains sont considérables : une silhouette plus mince et un être plus heureux. Des postures et des techniques de respiration simples nous aideront à oublier momentanément notre vie remplie d'artifices ridicules, à rétablir l'accès qui conduit à notre véritable moi, à remettre notre vie sur ses rails. Les postures ne sont pas compliquées ; je ne vous demande pas de faire des choses ardues, à moins que ralentir ne vous paraisse pénible, et il est fort probable qu'au début de ce programme, vous éprouviez justement des difficultés à ralentir. Un temps d'arrêt se révélera bénéfique et inestimable, et en vous engageant tous les jours à rétablir l'accès à votre moi magnifique, vous découvrirez que toute votre vie s'est radicalement transformée, comme par magie. Je sais que vous avez uniquement acheté ce livre pour perdre un peu de poids, mais il s'accompagne d'une prime exceptionnelle ! Cela étant dit, comme je ne cesse de le répéter dans mes cours de yoga, ne me croyez pas sur parole, essayez vous-même !

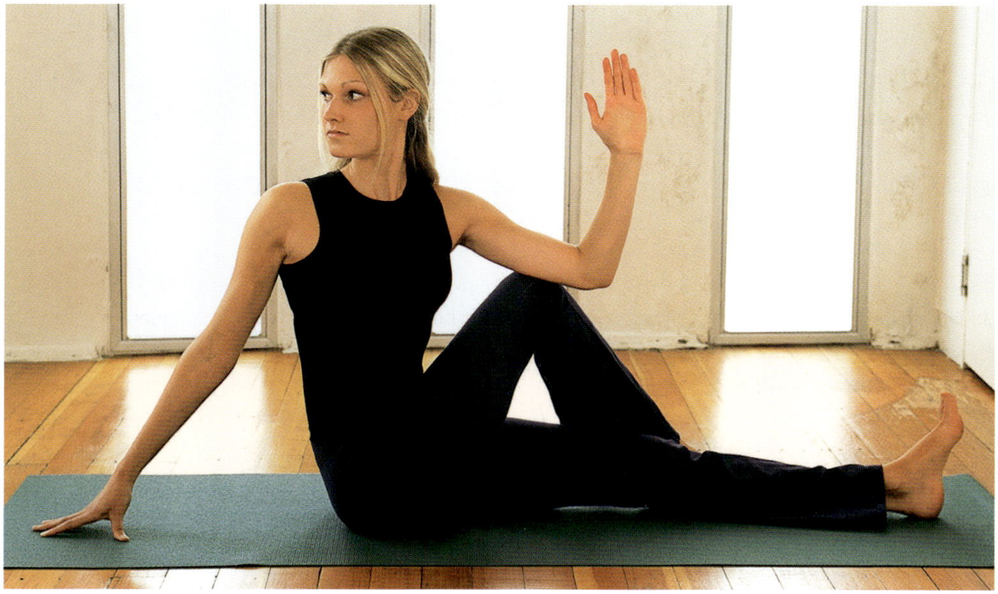

La pensée positive

Permettez-moi d'être votre entraîneuse personnelle et votre instructrice de yoga. Imaginez que je suis à vos côtés : parlez-moi, criez, hurlez, bref, faites tout ce qui peut vous aider. Faites-moi confiance, ce programme vous apprendra à vous aimer, vous ne serez plus habité par la peur. Je sais que la peur attire les kilos et si vous avez peur d'avoir quelques kilos en trop, alors inévitablement vous attirerez à vous tout ce qui vous effraie le plus. Par ailleurs, j'ai remarqué qu'une attitude négative envers soi (répugnance ou autopunition), comme l'est peut-être la vôtre en ce moment, semble ralentir le processus d'amincissement. Donc, si vous devez faire semblant de vous aimer en ce moment, eh bien faites semblant !

Le yoga permet également d'affermir votre volonté. J'ai été l'instructrice de nombreuses femmes extraordinaires qui m'ont dit n'avoir aucune volonté, et cela les rendait très malheureuses. Très souvent, ces mêmes femmes avaient accompli des exploits incroyables dans leur vie, nécessitant une volonté à toute épreuve, mais lorsqu'il s'agissait de respecter un régime alimentaire, elles retombaient en situation d'échec. Ce programme yogique gagnant vous permettra de reconquérir votre volonté dans chaque aspect de votre vie, et c'est ce qui est nécessaire pour que vous exerciez votre entière liberté de choix et que vous parveniez à être pleinement conscient de chaque aspect de votre vie et ce, de façon permanente.

Vous découvrirez également que votre corps réapprendra à s'harmoniser. Même si votre journée a été éprouvante et que vous faites les exercices sans être vraiment présent, — vous pensez peut-être à ce que vous devez préparer pour le repas ou vous vous demandez si vous devriez réaménager le salon —, vous remarquerez qu'il vous est possible de puiser dans l'énergie des séances précédentes et que, malgré tout, vous en bénéficiez. Bien sûr, j'aimerais mieux que vous soyez totalement présent lors des séances afin d'en retirer le maximum, mais quel que soit votre niveau de conscience pendant les exercices, vous en profiterez tout de même. Surtout, ne vous inquiétez pas, le yoga ne consiste pas à vous embrouiller, mais bien à vous éclairer !

Engagez-vous donc à franchir avec moi toutes les étapes indiquées dans cet ouvrage, et vous deviendrez plus fort, vous aborderez votre vie et vos défis sous un angle tout à fait nouveau. Si j'y suis parvenue, vous aussi y parviendrez.

Pourquoi moi ?

Cette section vous aidera à reconnaître que ce livre a été écrit pour vous, du moins je l'espère. Je l'ai écrite pour vous expliquer tous les changements que le yoga a apportés dans ma vie, plus particulièrement dans le contrôle de mon poids. Je suis convaincue que toutes les idées que j'avance ici vous aideront à accepter votre surplus de poids, votre apparence et comment vous vous sentez. Je sais de quoi je parle puisque pendant la majeure partie de ma vie d'adulte, je me suis vue grosse. Et parfois je l'étais. J'en ai rejeté la responsabilité sur plusieurs personnes et événements : les fabricants de produits alimentaires, mon mari, mon père, ma mère, les invitations au retaurant, les vacances, Noël. Même lorsque j'étais propriétaire d'un centre de conditionnement physique, alors que je faisais régulièrement de l'exercice, je me sentais grosse. Et il me semblait que tout le monde partageait cette impression. Je me suis entretenue et j'ai travaillé avec des milliers de femmes, et au cours de toutes ces années dans le monde de la forme physique, je n'en ai rencontré qu'une qui aimait son corps. Durant tout ce temps, je faisais du yoga et je l'enseignais, mais pour une raison ou une autre, le yoga était distinct de mon programme de conditionnement physique. Il me semblait qu'aussi extraordinaires que puissent être les enseignements yogiques, ils avaient été conçus il y a 5000 ans, par des gens dont la vie était complètement différente de celle que nous vivons aujourd'hui. Des gens qui n'étaient pas constamment soumis à une abondance d'aliments malsains, de chocolat, d'alcool ; ils ne vivaient pas la vie stressante et sédentaire qui mine nombre d'entre nous. Par la suite, j'ai commencé à consacrer beaucoup plus de temps au développement personnel, à passer mes fins de semaine et mes vacances, à dépenser temps et argent aux États-Unis et ailleurs afin d'y étudier le yoga et de l'intégrer à ma vie quotidienne d'instructrice de conditionnement physique.

Au sommet de ma carrière, alors que je voyageais dans le monde entier pour enseigner, on découvrit que je souffrais d'encéphalomyélite myalgique (syndrome de fatigue chronique). Bien que le coup ait été terrible puisque je ne pouvais plus enseigner le conditionnement physique ni assurer mes cours, la maladie me permit d'avoir plus de temps pour réfléchir, me recentrer et écouter. J'écoutais des femmes, leurs réactions face à leur corps, et, surtout, j'essayais de les faire rire. Derrière les plaisanteries, mon intention était sérieuse : je voulais les aider à voir leur poids en termes plus agréables et moins menaçants. On gagne à se rappeler qu'à un niveau très profondément ancré en soi, celui du subconscient, le corps croit chaque mot qu'on lui dit ; il doit être plutôt démoralisé d'entendre à quel point nous en haïssons la forme et que nous donnerions cher pour qu'il soit différent ! Au cours de ma maladie, j'ai eu le temps de m'écouter, d'écouter ce que mon corps, mon esprit et mon âme essayaient de me dire, et j'ai compris que la communication était cruciale. C'est la raison pour laquelle il y a un chapitre sur le dialogue positif et précis qui doit avoir lieu entre le corps, l'esprit et l'âme. Ce dialogue est essentiel pour vous aider à suivre ce programme et vous débarrasser des problèmes de poids qui vous minent.

À la suite de ma maladie, j'ai découvert que je devais me reconstruire et, de ce désir d'être en forme et en bonne santé, naquit cette formule exceptionnelle, le programme *Yoga minceur*. J'avais déjà compris que le yoga est le plus vieil ensemble d'exercices du monde et que ses bienfaits sont immenses aussi bien du point de vue du corps que des émotions et du mental. J'ai donc tout mis ensemble, le yoga, le développement personnel, mes compétences en forme physique et la conscience, née de ma maladie, que j'avais de ma santé. J'ai pris tout ce que je savais déjà et mis au point un mélange exceptionnel d'exercices et de programmes de soutien nutritif, mental et spirituel pour m'aider à me sentir plus vivante et pleine d'énergie. À cela s'ajouta une conséquence énorme et inattendue : ce programme me permit de perdre du poids. Ce régime vous permettra non seulement de maigrir et de vous sentir plus vivant que jamais, mais il vous aidera également à vous épanouir sur tous les plans de votre vie. Cela a certainement fonctionné pour moi : bien que j'avance en âge, je me sens plus jeune, plus positive et bien plus maîtresse de ma vie que jamais auparavant. Voici en bref ce que vous apprendrez :

- pourquoi « voir grand » est essentiel à la perte de poids ;
- comment stimuler votre métabolisme et perdre du poids ;
- comment la peur attire les kilos ;
- comment combler votre vie d'éléments précieux ;
- comment faire travailler votre esprit pour vous et non contre vous ;
- le pouvoir de l'amour et du pardon ;
- les secrets du contrôle de la respiration pour transformer la chimie de votre cerveau, vous apaiser et vous équilibrer ;
- la méditation, la visualisation et la relaxation pour perdre du poids.

Mon programme exceptionnel *Yoga minceur* comprend trois étapes :

Étape 1 : apprendre et exécuter tous les jours, toutes les postures illustrées dans les chapitres 3 à 10, y compris le réchauffement, la méditation et la relaxation.
Étape 2 : suivre les exercices de développement personnel complémentaires.
Étape 3 : suivre le régime alimentaire de détoxication de 28 jours.

Ma démarche exceptionnelle, qui unit le corps, l'esprit et l'âme, vous aidera à perdre du poids et à ne plus jamais en reprendre. Ne me direz-vous pas que cela vaut certainement la peine de s'y consacrer pendant un mois ? Grâce à ce livre, vous deviendrez la personne parfaite que vous rêvez d'être. Alors, qu'attendez-vous pour commencer ?

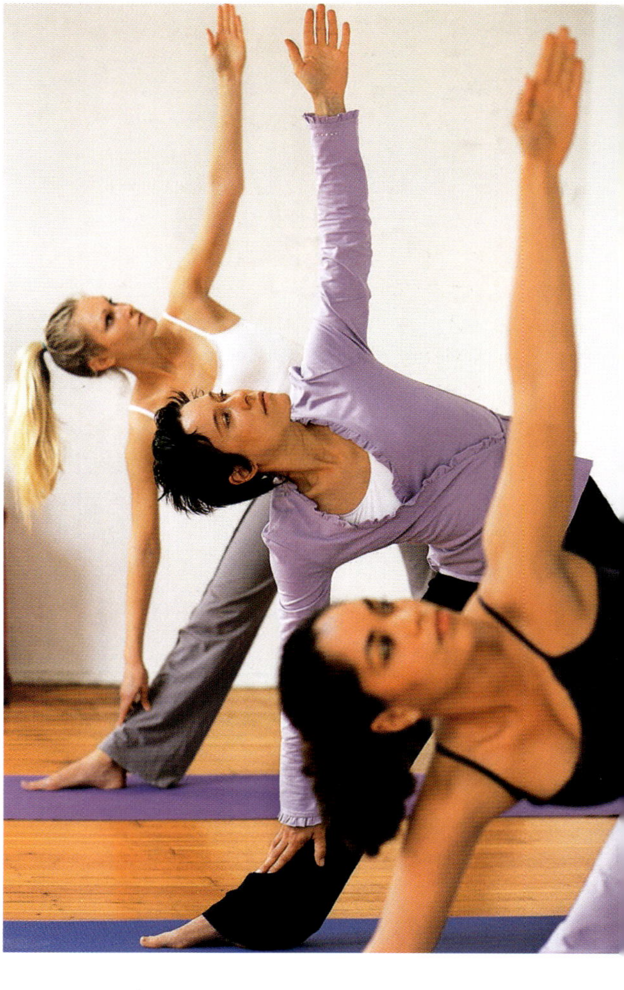

1 Le yoga : définition

Il n'est pas essentiel de connaître l'histoire du yoga pour le pratiquer, mais de nombreuses personnes veulent en savoir plus sur ses origines et ce qu'il fait exactement intervenir. Le mot « yoga » signifie « union ». Nous unissons notre «petit » moi, *Atman* en sanskrit et notre « plus grand » moi, *Brahman*. Vous êtes probablement en train de vous dire : « Mais de quoi diable parle-t-elle ? Je ne veux pas m'unir à un plus grand moi, je veux tout simplement être mince ! » Attendez donc. Traditionnellement, le yoga enseigne que nous avons tous une dimension spirituelle à laquelle nous pouvons accéder ; nous pouvons ainsi transcender le corps. Avec le programme *Yoga minceur* donc, vous adhérez à une philosophie où, en fin de compte, votre corpulence n'a aucune importance !

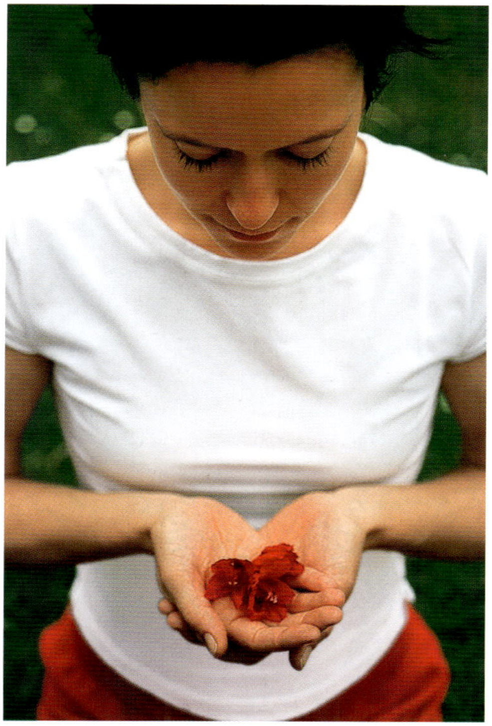

Cela peut sembler contradictoire, mais en réalité, nous ne pouvons réussir à surmonter notre corpulence et à dépasser la forme de notre corps qu'une fois lancés dans ce voyage qui mène à l'union absolue. En fait, il s'agit de la SEULE façon de perdre du poids de manière permanente, car si votre mode de pensée ne se transforme pas radicalement, alors un régime alimentaire ne vous permettra de perdre du poids que temporairement. Un régime alimentaire, c'est un peu comme arracher les mauvaises herbes dans votre jardin et croire qu'elles ne repousseront jamais. Si vous ne voulez pas de mauvaises herbes, il faut en arracher les racines. *Yoga minceur* vous propose d'aller à la racine du ou des problèmes. Laissez-moi le dire autrement : les raisons pour lesquelles vous souffrez d'un surplus de poids sont alimentées par votre « petit » moi, et plus vous cheminerez vers votre « plus grand » moi, moins votre petit moi vous dominera.

Le yoga est difficile à définir puisqu'il y a autant de définitions qu'il y a d'individus, mais voici quelques données et points de vue :

- Le yoga est une pratique ancienne, qui a pris naissance en Inde il y a 6000 ans. Il s'agit d'une discipline mentale et physique qui nous aide à être sains, attentifs et réceptifs, transformant notre vision du monde et la façon dont nous y sommes présents. Il permet à l'individu de s'épanouir pour ensuite dépasser ses limites et ainsi parvenir à la conscience spirituelle.
- Le mot « yoga » signifie « union » ou « s'unir », laissant sous-entendre, d'une part, la rencontre de soi et d'un mode de vie, et, d'autre part, l'union de toutes les choses. Le yoga se pratique à tous les niveaux de la vie, et peut s'adapter à tous les programmes quotidiens.
- Le yoga peut être envisagé comme une technique de développement personnel qui a vu le jour bien longtemps avant toute forme de philosophie. Le *Bhagavad-Gita*, l'un des textes sacrés fondamentaux hindous décrit ainsi le yoga :
  - l'équilibre dans le succès et dans l'échec ;
  - une vie talentueuse ;
  - le secret suprême de la vie ;
  - la source du bonheur ultime ;
  - conduit à la maîtrise de soi ;
  - l'absence d'attachement ;
  - l'élimination de la douleur ;
  - la sérénité.
- Le yoga fait naître un sentiment incroyable et indicible de joie, de paix et de beauté.
- Les postures du yoga (les *asanas*) exercent chaque partie du corps, étirant et tonifiant les muscles et les articulations, la colonne vertébrale et le squelette. Elles agissent non seulement sur la charpente du corps, mais aussi sur les organes internes, les glandes et les nerfs, permettant à tous les systèmes du corps de rayonner de santé. En relâchant la tension physique et mentale, elles libèrent d'immenses sources d'énergie. La respiration revitalise le corps et aide à contrôler l'esprit, laissant l'adepte calme et revigoré alors que la méditation favorise une concentration, une force mentale et une clarté accrues.
- Le yoga transforme subtilement la façon d'aborder la vie ; un état de paix intérieure s'installe qui laisse entrevoir la nature véritable de l'être.
- Il a été prouvé que le yoga améliore l'état de santé général et accroît la résistance aux maladies.

On pratique le yoga depuis des milliers d'années. C'est un ensemble d'exercices physiques et mentaux dont l'objectif est la liberté. Physiquement, il encourage la stabilité, l'énergie, la flexibilité et la relaxation. Mentalement, il favorise la concentration, l'équilibre et la tranquillité. On apprend à exécuter les postures, non pas en cherchant à tout prix à atteindre la perfection, mais en apprenant à relâcher la rigidité et les tensions qui bloquent le mouvement. Chaque étirement constitue une manière de libérer le corps du stress. Les postures ont pour but de réajuster et réaligner le corps, pour qu'il retrouve son équilibre naturel, en libérant les tensions et les blocages habituels acquis au fil des années.

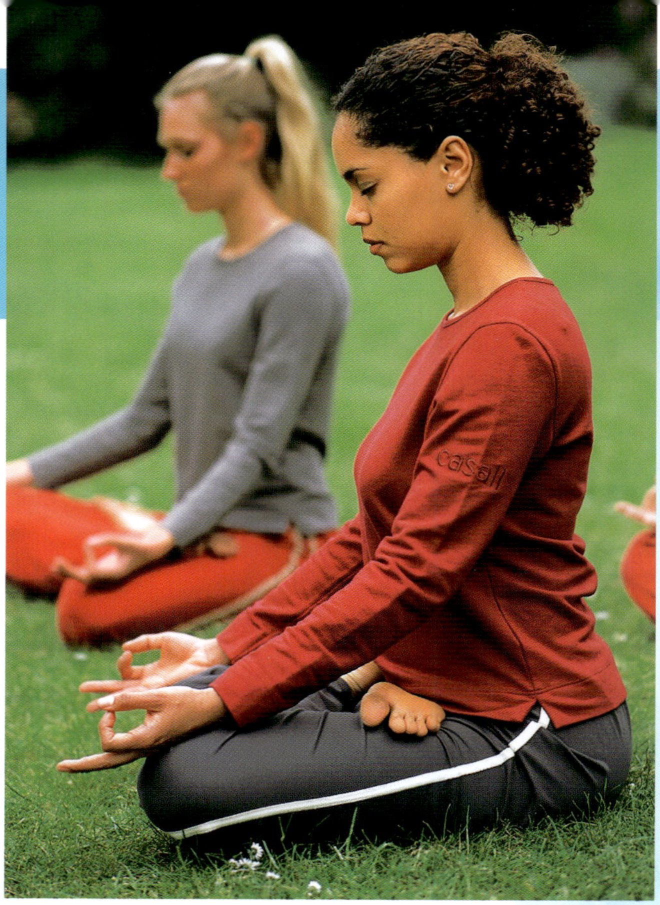

Les effets positifs du yoga

Depuis les milliers d'années qu'il est pratiqué, le yoga fait l'objet de nombreuses allégations. Il est largement reconnu que le yoga peut aider à :

- perdre du poids, partout ou dans des parties spécifiques du corps ;
- affiner la silhouette ;
- renforcer et remettre en état le corps entier ;
- apprendre à se détendre adéquatement ;
- demeurer détendu même sous pression ;
- libérer la tension et le surmenage mental ;
- améliorer la concentration ;
- prendre conscience sensuellement de soi et des autres ;
- améliorer la respiration et la circulation ;
- se débarrasser des douleurs lombaires ;
- atténuer l'insomnie, les maux de tête, les migraines, les sinusites et l'asthme ;
- améliorer l'état de la peau, des yeux et des cheveux ;
- éliminer les nombreuses causes de la dépression ;
- retrouver la souplesse et la jeunesse ;
- donner un sens à la vie ;
- éprouver un sentiment d'unité avec soi et les autres ;
- s'accepter tel que l'on est, et non pas se punir à cause d'une silhouette imparfaite ;
- apprendre à se prendre en charge ;
- devenir plus paisible, individuellement et globalement ;
- atteindre l'état d'intégration du corps, de l'esprit et de l'âme pour vivre et agir en harmonie avec toute source de vie.

Est-ce que le yoga est une religion ? Non, pas du tout, mais c'est une démarche spirituelle. C'est la raison pour laquelle des individus de toutes les confessions ainsi que des athées pratiquent le yoga. Il aide à approfondir la compréhension de sa propre religion ou bien, il permet de voir la vie sous un nouvel angle spirituel. On peut également pratiquer les postures pour rendre le corps plus flexible et éclaircir l'esprit. C'est vous qui décidez ce que vous souhaitez en retirer. Vous vous fixez des objectifs et le yoga vous aide à les atteindre.

Les huit étapes du yoga et leur utilité

Les yogis ont défini huit étapes qui mènent à l'état de bien-être général. Ce programme, *Yoga minceur*, puise dans la plupart de ces étapes, mais aussi dans différentes formes de yoga. En fait, on pourrait même dire que *Yoga minceur* est un *Yoga de fusion*, ce qui lui donne un air de slogan à la mode ! Le yoga n'est pas une doctrine, on essaie de faire de son mieux, tout simplement. Il peut arriver que l'on ne persévère pas, que l'on abandonne ; alors on se reprend en main, on se secoue et on recommence !

1. Yama

La première étape du yoga, le *yama*, consiste à être fermement résolu à vouloir faire quelque chose de positif dans sa vie. Il fait intervenir la discipline et la responsabilité intérieures. C'est sans aucun doute le but de notre démarche lorsque nous affirmons notre intention d'être plus mince, plus heureux et en meilleure santé. Le *yama* vise à nous assurer que nous ne sommes ni inauthentiques ni cupides, que nous vivons de façon à ne faire de mal à personne, ni à nous-mêmes ni aux autres. Cela comprend les animaux, et c'est la raison pour laquelle de nombreux adeptes du yoga sont végétariens. Lorsqu'on parle de minceur, le refus de l'inauthenticité et de la cupidité est un conseil judicieux à suivre. Il m'est souvent arrivé de dévaliser le réfrigérateur tard le soir, me disant que, puisqu'il était tard, toute cette nourriture supplémentaire ne comptait pas ; je me berçais d'illusions. Lorsque nous nous sentons malheureux, que nous ne sommes pas en bonne santé, que nous ne parvenons pas à nous épanouir, nous finissons par nous faire du mal. Le *yama* est donc assurément une bonne discipline à adopter, qui nous aidera à avancer dans ce programme.

2. Niyama

La deuxième étape du yoga, le *niyama*, consiste à observer des règles de conduite et à y être fidèle. Parmi ces règles : la pureté, la satisfaction, l'étude et le dévouement. La pureté et la propreté sont des valeurs fondamentales, physiquement et mentalement.

3. Asana

Il s'agit des postures que nous exécutons dans les cours de yoga. Les *asanas* visent à nous faire parvenir sans effort à un état de conscience accrue, où le corps est parfaitement calme et détendu. Cela est formidable puisque c'est grâce à cette prise de conscience qu'il nous sera plus facile de respecter notre programme. Il y a tant de choses dans le monde d'aujourd'hui qui nous distraient et nous éloignent de cette conscience de chaque instant : le bruit, les agitations, la télévision, les lieux grouillants de monde. Il est très utile d'apprendre à se recentrer dans l'instant et à se détacher de tout ce brouhaha ; chaque aspect de votre vie en bénéficiera, et ce, pour le restant de vos jours.

4. Pranayama

L'étape du *pranayama* consiste à maîtriser le *prana*, la force vitale du corps, le *chi* de la médecine chinoise. Nous parvenons au *pranayama* à l'aide des exercices de respiration. Les anciens yogis croyaient que 72 000 *nadis*, ou canaux d'énergie, circulaient dans le corps (ces canaux correspondent aux points d'acupuncture). En apprenant à maîtriser notre respiration, nous pouvons réactiver ces canaux et éliminer les blocages qui les encombrent. L'élimination de ces blocages viendra appuyer nos efforts de minceur et de santé.

5. Pratyhara

Le repli. Le *pratyhara* aide à ne plus être esclave des sens et à ne plus être affecté par les perturbations. Les émotions, les peurs et le tumulte de la vie moderne nous arrachent à la prise de conscience de notre moi profond et nous poussent à prendre refuge dans la nourriture et la boisson. Nous pouvons dépasser ce stade à l'aide du *pratyhara*, qui nous raffermit dans nos résolutions et qui, par conséquent, nous permet de nous reprendre en main.

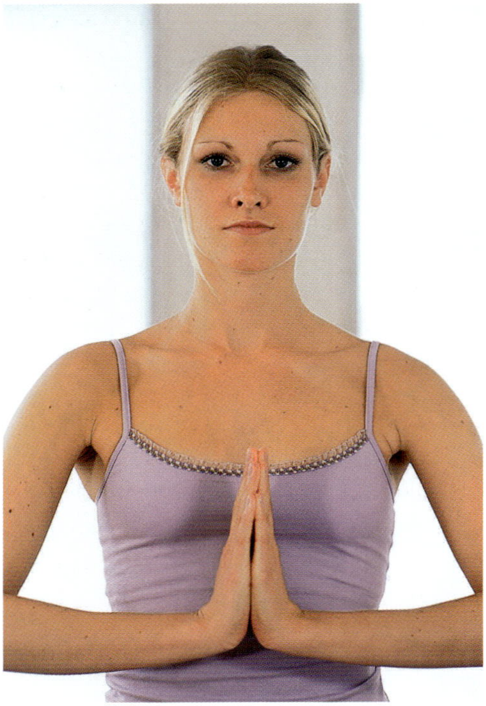

6. Dharana

La concentration. Nous parvenons à cet état, nous le perfectionnons en nous concentrant sur un objet ou un nom au cours de la pratique du mantra. Lorsque je me concentre entièrement sur quelque chose, je ne pense à rien d'autre, pas même à la nourriture.

7. Dhyana

La méditation. Lorsque nous méditons, nous essayons de ne faire plus qu'un avec l'objet de nos pensées. Par exemple, si votre méditation a pour objet une belle rose qui s'épanouit et que vous ne faites plus qu'un avec cette image, alors elle se traduira par l'épanouissement de votre vie.

8. Samadhi

L'illumination. Vous comprenez qui vous êtes et vous comprenez le sens de la vie. Il ne vous est plus nécessaire de vous efforcer d'être bon et aimant, parce que vous l'êtes déjà. Vous avez compris la réalité de toute chose et vous avez découvert que nous sommes tous « un » et, par conséquent, vous ne désirez plus blesser un autre être. En fait, vous n'essayez même plus d'aimer tous les êtres parce que vous êtes devenu amour. À ce stade-ci, vous serez en état de béatitude, la véritable béatitude, qui n'a rien à voir avec les aliments hypercaloriques !

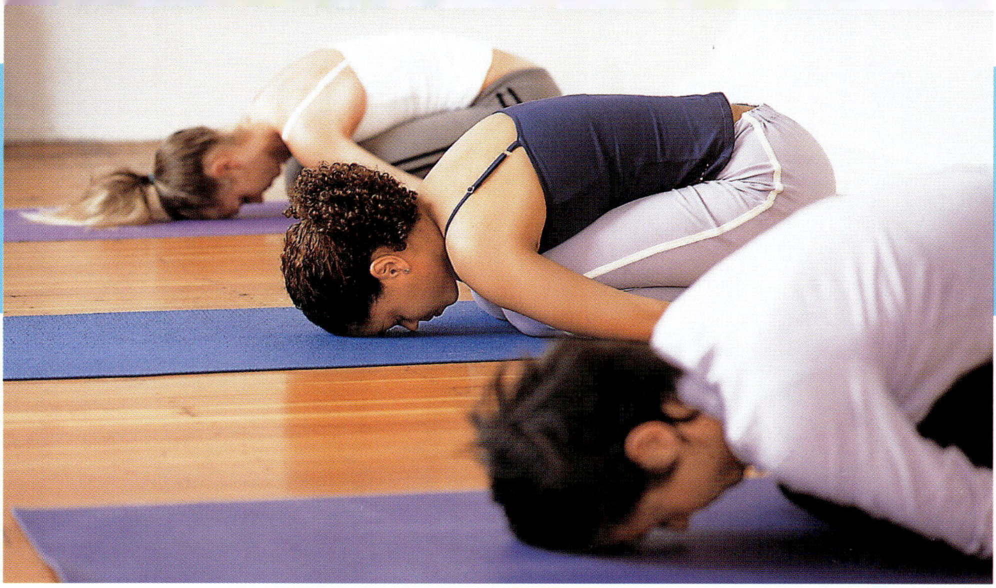

Les voies du yoga

Hatha yoga

C'est l'aspect physique du yoga, destiné à équilibrer et harmoniser le corps afin que vous puissiez atteindre et manifester votre plein potentiel. Dans le cas qui nous intéresse, nous souhaitons que notre corps soit mince, sans kilos superflus et en bonne santé, ce qui est en fait notre état naturel. Le hatha yoga vous responsabilise et remet votre santé et votre bien-être entre vos mains.

Karma yoga

Le yoga de l'action. Il enseigne la sublimation de l'ego et donc, à agir sans penser à soi, sans penser aux gains ni aux récompenses.

Bhakti yoga

La voie du dévouement, qui comprend la prière, la dévotion et un ensemble de rites. Cette forme de yoga consiste à abdiquer devant Dieu et l'amour inconditionnel. Il arrive fréquemment que l'on entonne des chants pour louer Dieu, ils constituent un aspect très important du bhakti yoga.

Jnana yoga

Le yoga de la connaissance et de la sagesse. Vous exercez votre esprit à rechercher sa véritable nature. Cette forme de yoga est considérée comme la plus difficile des voies yogiques.

Raja yoga

Le fondement de la maîtrise physique et mentale. En transformant votre énergie physique et mentale en énergie spirituelle, il vous redonne le contrôle de vos ondes de pensée.

Voilà donc en quelques mots simples l'essence du yoga. Vous pouvez combiner les différentes formes de yoga pour créer un yoga personnalisé, juste pour vous. C'est de cette façon que j'ai mis au point le programme *Yoga minceur*, pour qu'il s'adapte à vos besoins. J'espère vous avoir aiguisé l'appétit et que vous êtes prêt à vous resservir ! Il existe beaucoup d'excellents livres sur le yoga, alors n'hésitez pas à commencer à les étudier. Le yoga est un sujet fascinant, il vous offre la possibilité de vous reprendre en main et donc, de redonner un sens à votre vie et par là même, de vous épanouir pleinement (sans les calories superflues !).

2 Recommandations pour une pratique du yoga fructueuse

Le programme *Yoga minceur* vise l'amélioration de la santé sans prendre de risques. Il a été conçu pour les débutants qui ne connaissent pas le yoga, mais aussi pour ceux d'entre nous qui ont quelques kilos à perdre.

Cela dit, si vous avez des problèmes de santé graves ou si vous avez vraiment beaucoup de poids à perdre, consultez votre médecin avant de commencer le programme. Si vous êtes âgé de plus de 40 ans et que vous n'avez jamais suivi de programme d'exercices auparavant, il serait fort utile de parler à votre médecin. De nombreux médecins sont conscients des bienfaits du yoga et en recommandent la pratique à ceux qui souffrent de stress, de tension et d'une multitude d'autres maux. Si vous éprouvez actuellement des problèmes de santé spécifiques, il sera peut-être nécessaire d'éviter certaines postures et d'être très prudent, surtout au début de ce programme. Consultez la liste ci-contre pour entreprendre la meilleure démarche.

Vous vous engagez à suivre un programme très personnel, vous n'êtes en compétition avec personne, pas même avec vous-même. Vous devriez aborder le programme EN DOUCEUR. Le nombre de répétitions ou la durée de chaque posture devraient être accrus lentement et progressivement.

Rappelez-vous que les progrès sont plus rapides si on travaille lentement. Cela peut sembler contradictoire, mais c'est tout à fait vrai. Ne forcez jamais un mouvement : le yoga vise à

- Si vous souffrez de problèmes cardiaques ou d'hypertension, d'un décollement de la rétine, d'une fragilité des capillaires rétiniens ou de problèmes aux oreilles, si vous êtes enceinte ou que vous êtes dans votre cycle menstruel, n'exécutez pas la posture de la chandelle, allongez-vous tout simplement sur le dos, les pieds au mur.
- Si vous souffrez d'arthrite, faites preuve de modération. Il se peut que vous ayez à adapter une posture ou à travailler avec des coussins ou d'autres points d'appui.
- Si vous avez le dos fragile, soyez très prudent lorsque vous exécutez les extensions dorsales. Commencez la posture en douceur et vous verrez qu'avec les autres postures, les extensions dorsales permettent le rétablissement du dos, en améliorant la flexibilité et la tonicité des tissus musculaires voisins.
- Évitez d'exécuter la posture de la chandelle si vous êtes dans votre cycle menstruel. Faites également preuve de modération en contractant et rétractant les muscles abdominaux lorsque vous essayez d'exécuter la posture de la rétraction du ventre yogique.
- Si vous avez un stérilet ou tout autre dispositif intra-utérin, n'exécutez pas la posture de la rétraction du ventre yogique trop vigoureusement, vous pourriez le déplacer.
- Si vous souffrez d'hypertension, soyez vigilant en retenant votre respiration. Si vous désirez retenir votre respiration, faites-le pendant un très court instant seulement.

détendre et non à crisper. J'ai l'habitude de commencer les postures par le côté droit, mais vous êtes libre de commencer par le côté que vous préférez et de refaire ensuite l'exercice du côté opposé. La sagesse de votre corps est un excellent guide, et le yoga vous aidera à approfondir la prise de conscience nécessaire pour y accéder.

Mise en évidence des bienfaits du yoga

Pour retirer le maximum de bienfaits de ce que nous entreprenons, je suis convaincue qu'il nous faut en comprendre pleinement les raisons et l'utilité. Dans les chapitres suivants, des mots clés sont indiqués, qui décrivent les bienfaits de chaque posture, pour le corps, l'esprit et l'âme.

Pendant que vous exécutez chaque posture, les mots clés se rattachant à l'esprit et à l'âme peuvent également servir d'affirmation ou de thème central. Selon les besoins que vous ressentez actuellement, vous êtes libre de choisir de vous concentrer sur les mots clés propres à l'esprit ou sur la réaffirmation de votre intention ou encore sur la dimension spirituelle des exercices.

Il se peut que de prime abord cette nouvelle démarche, qui consiste à englober le corps, l'esprit et l'âme, vous semble étrange, mais les résultats vous ébahiront. Pourquoi vouloir limiter les bienfaits des postures au corps seulement ? En fait, cette démarche est bénéfique à tous les niveaux et en plus, vous perdez du poids !

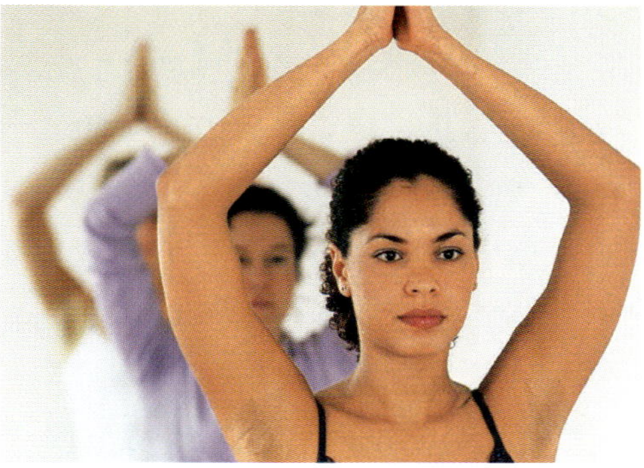

Corps

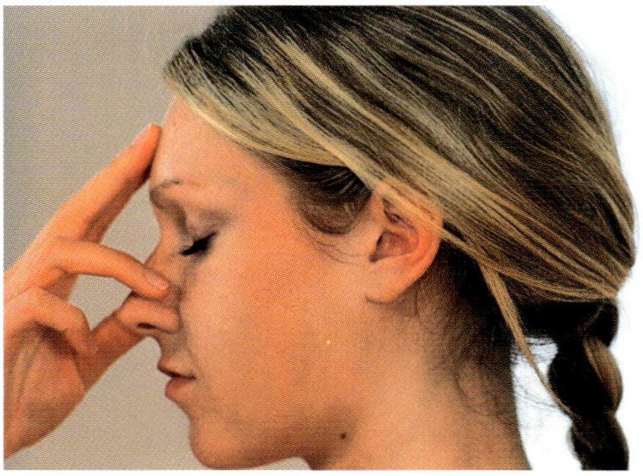

Esprit

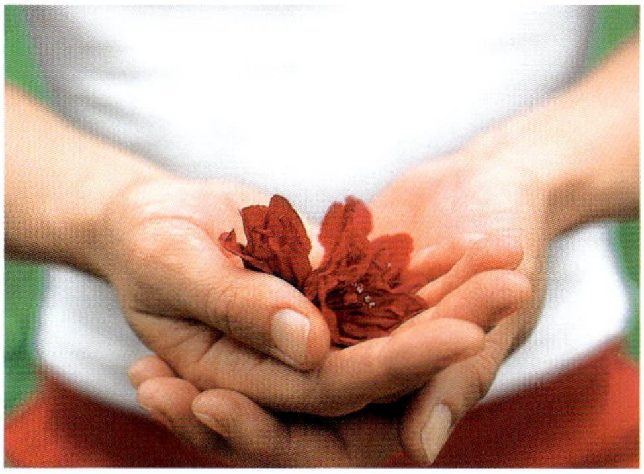

Âme

Pour vous aider à entreprendre efficacement la pratique du yoga, voici quelques précieux conseils :

- Réservez des périodes de temps spécifiques dans la journée pour pratiquer le yoga. Ces périodes de temps sont précieuses, un peu comme si vous preniez rendez-vous avec vous-même, avec une partie bien particulière de votre être, votre plus grand moi toujours présent mais avec qui vous devez apprendre à entrer en contact.
- Évitez de faire des exercices après avoir mangé. Après un repas, attendez trois à quatre heures ; après une collation, attendez une heure.
- Si possible, prenez une douche ou un bain avant de commencer.
- Débranchez le téléphone et collez une pancarte sur la porte de la pièce où vous vous trouvez indiquant que vous passez du temps avec vous-même, c'est votre temps À VOUS.
- Laissez tous vos problèmes, vos agitations, vos inquiétudes à l'extérieur de la pièce.
- Portez des vêtements légers et amples, préférablement en fibres naturelles, qui ne gênent pas les mouvements et dans lesquels vous vous sentez à l'aise. Réservez ces vêtements pour vos séances de yoga. N'oubliez pas de garder les pieds nus.
- Le matin ou lorsqu'il fait froid, vos muscles seront ankylosés. Soyez donc prudent et commencez progressivement à exécuter les postures.
- Exécutez toutes les postures lentement et posément, en vous concentrant sur votre respiration et en vous détendant au fur et à mesure. Libérez toute tension inutile et maintenez un sentiment d'élévation du corps et de l'esprit.
- Gardez la posture pendant 20 à 30 secondes, tout en respirant normalement, soit 4 à 7 cycles de respiration. Si vous n'êtes pas en forme ou que vous n'êtes pas habitué à faire des exercices, réduisez la durée de la posture, ou si vous le désirez, maintenez-la un peu plus longtemps.
- Une seule exécution de chaque posture suffit, mais vous pouvez la répéter 2 ou 3 fois si vous le souhaitez. Cependant, rappelez-vous qu'il est plus important de pratiquer le yoga de façon régulière ; des séances d'exercices plus courtes et plus fréquentes sont bien plus bénéfiques que de plus longues séances sporadiques.
- Soyez pleinement conscient en commençant l'exécution d'une posture ; soyez pleinement conscient en la gardant et soyez pleinement conscient en la terminant.
- Apprenez les différentes postures en utilisant le livre ; ensuite, entraînez-vous en vous référant au tableau synoptique (voir page 143).
- Offrez-vous un tapis de yoga. C'est vraiment important, non seulement parce qu'il vous permet de faire les exercices facilement et sans risques, mais aussi parce qu'il délimitera votre espace ou votre temple personnel (ou la définition que vous lui donnerez). Ce tapis vous appartient, ne laissez personne d'autre marcher dessus ou s'en servir puisque vous allez progressivement y accumuler de l'énergie qui vous soutiendra tout au long de ce programme. Bien sûr, le comble du luxe serait de pouvoir disposer d'une pièce à soi qui serait une pièce sacrée, mais si cela n'est pas faisable, votre tapis de yoga jouera le rôle de temple portatif !

Et pour finir, c'est une question d'attitude...

Depuis que j'ai commencé à enseigner le yoga, je me suis aperçue que la façon d'aborder le yoga traduisait généralement la façon d'aborder la vie. Pensez-y. Les énoncés qui suivent s'appliquent-ils, tous ou en partie, à vous ?

- Abordez-vous le yoga comme si vous vouliez en finir le plus vite possible ?
- Abandonnez-vous en vous plaignant que c'est trop difficile ?
- Passez-vous à côté d'éléments importants ?
- Avez-vous une liste de choses à faire, qui occupe l'espace de votre esprit ?
- Vous sentez-vous coupable ou égoïste de vous consacrer du temps ?

Cette simple évaluation de votre attitude envers la pratique du yoga peut vous aider à faire les ajustements nécessaires résultant en de nombreux bienfaits permanents, dans tous les aspects de votre vie. Et ce n'est qu'un début !

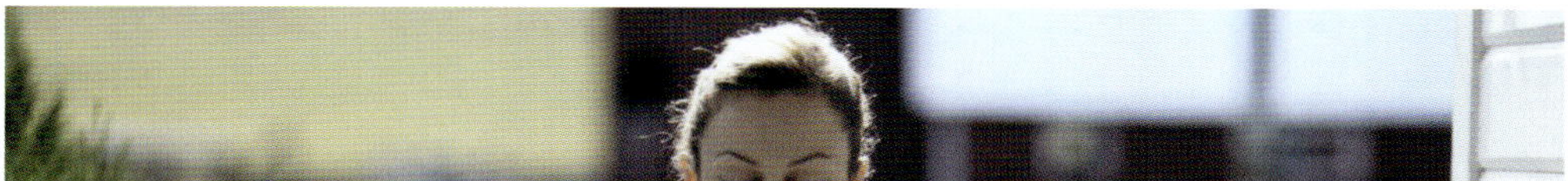

3 Commençons ! La période d'échauffement incontournable

Vous êtes maintenant prêt à entreprendre le programme *Yoga minceur*. La première étape consiste à échauffer et préparer le corps ; elle est une composante essentielle de ce programme. Je vous rappelle que vous allez exécuter chaque posture une fois, que vous allez la maintenir pendant environ 20 à 30 secondes tout en respirant normalement, soit 4 à 7 cycles de respiration. Si vous n'êtes pas en forme physiquement, vous pouvez réduire la durée de la posture. Souvenez-vous-en parce que ces exercices font tous partie de la période d'échauffement ; la durée de ces étirements n'est pas aussi longue que celle des postures exécutées au cours de la séance proprement dite.

Harmonisation des énergies

Il est crucial que vous exécutiez cette étape, et ce, indépendamment du peu de temps dont vous disposez ou de votre journée très chargée, elle prépare le corps à retirer le maximum de bienfaits de la séance et permet de vous assouplir et de vous centrer avant de débuter.

- Physiquement, ces légers mouvements permettent au liquide synovial de lubrifier les articulations et aux substances chimiques des muscles de s'activer, préparant ainsi le terrain aux étirements plus dynamiques.
- Mentalement, l'harmonisation des énergies assure votre entière présence dans l'exécution des postures.
- Spirituellement, elle aménage un espace sacré au coeur de votre volonté d'entrer en contact avec votre moi profond, un peu comme si, en termes symboliques, vous revêtiez une robe spirituelle.

Centrez-vous pour commencer – Lâchez prise

- Pour commencer la séance, allongez-vous sur le tapis. Commencez par penser à cet endroit unique à l'intérieur de vous, où vous savez que vous êtes parfait ; visualisez-le. Imaginez que vous vous dirigiez vers cet endroit. Vous entrez en contact avec votre véritable moi, le moi parfait qui existe et qui reflète réellement votre nature extraordinaire. Cette idée qu'il y a un aspect de vous qui est vraiment extraordinaire est-elle nouvelle ? C'est pourtant vrai. On pourrait dire de cet endroit unique que nous invoquons au début d'une séance, que c'est le lieu de l'immobilité en éveil.
- Toujours allongé sur le tapis, libérez toutes les tensions, les agitations, les problèmes, les inquiétudes ; vous êtes détendu et centré. Si cet exercice de libération vous semble difficile, imaginez que derrière la porte, il y a un coffre en bois, imaginez que vous êtes en train de l'ouvrir, que vous y déposez ces problèmes, ces agitations et ces inquiétudes, et que vous le refermez. Tous ces soucis demeureront enfermés jusqu'à ce que vous décidiez de les laisser ressortir. Pendant votre séance de yoga, ils seront enfermés en toute sécurité et ne viendront pas vous embêter.

Respirez pour commencer — Une respiration apaisante

Pour commencer une séance de yoga, il faut que vous soyez dans un espace paisible, et la respiration apaisante permet de vous y rendre. Cette forme de respiration dégage un sentiment d'équilibre et d'apaisement. C'est une manière d'écouter la sagesse de votre corps, elle sait ce qu'il vous faut et elle vous aide à vous préparer à la séance de yoga. Elle peut également vous aider à vous calmer et à vous rééquilibrer si jamais vous vous sentez stressé ou tendu au courant de la journée. **Tournez la page pour voir les photos.**

1 Allongez-vous sur le dos, à plat, les pieds écartés d'environ 45 cm (18 po), les orteils détendus et tournés vers l'extérieur, les mains détachées du corps, les paumes ouvertes vers le haut. C'est ce que j'appelle la posture du rajeunissement. Si vous éprouvez des difficultés à rester allongé le dos plat, vous pouvez plier les genoux tout en gardant la plante des pieds à plat sur le tapis. Vous pouvez également soutenir la tête à l'aide d'un petit bottin de téléphone (si vous ne disposez pas d'un bloc de mousse de yoga) ou d'un coussin de la même épaisseur : cela permet d'allonger le cou (voir photo 1a). Une fois encore, ces accessoires peuvent convenir à certaines personnes et pas à d'autres, à vous de voir ce qui vous convient le mieux.

2 Lorsque vous inspirez, veillez à inspirer très profondément, jusque dans le bas-ventre. Si cela peut vous être utile, posez la main sur le bas-ventre pendant les premières respirations, vous remarquerez que votre main se soulève légèrement lorsque vous inspirez.

- Inspirez et expirez dans un soupir. Votre dos doit toujours toucher le sol, soyez-en conscient.
- Respiration à 2 temps simple : inspirez en comptant jusqu'à 2, retenez votre respiration en comptant jusqu'à 2, expirez en comptant jusqu'à 2, retenez votre souffle en comptant jusqu'à 2. Répétez plusieurs fois cet exercice ; une fois que vous vous sentez à l'aise avec ce rythme, cessez de compter. Inspirez, retenez votre respiration jusqu'à ce que votre corps décide qu'il est temps d'expirer ; ensuite, expirez ; le temps d'arrêt de la respiration après l'expiration se fera tout naturellement. Vous venez d'exécuter un cycle complet de respiration. Répétez ce cycle 7 fois. Finissez toujours un cycle de respiration par un temps d'arrêt après la dernière expiration.
- Exercez-vous progressivement à respirer à un rythme de 10/5 ;10/5 : inspirez en comptant jusqu'à 10, retenez votre respiration en comptant jusqu'à 5, expirez en comptant jusqu'à 10, retenez votre souffle en comptant jusqu'à 5. Ce cycle de respiration est en fait la respiration yogique ; elle optimalise votre métabolisme.

1

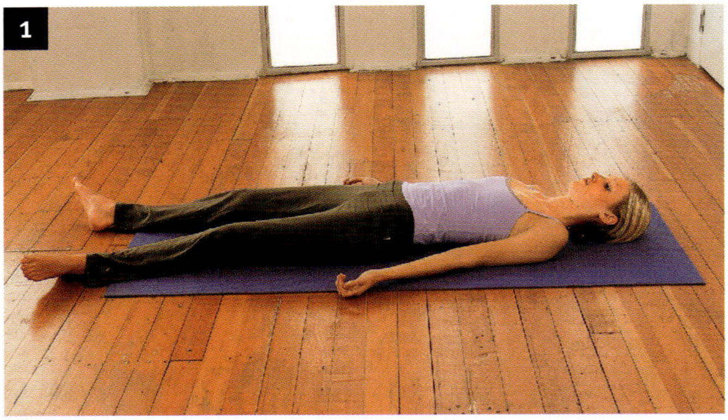

1a

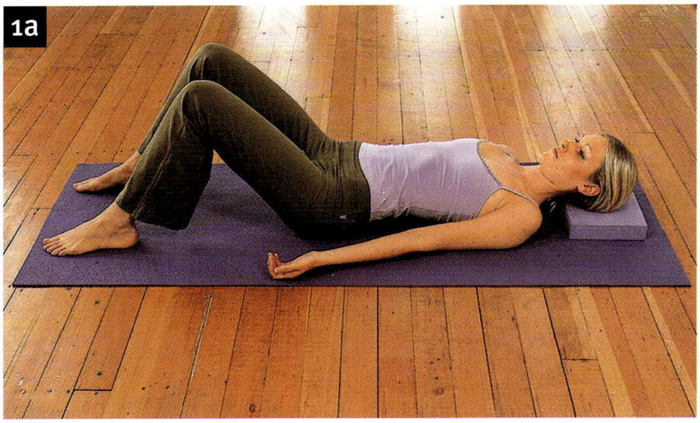

2

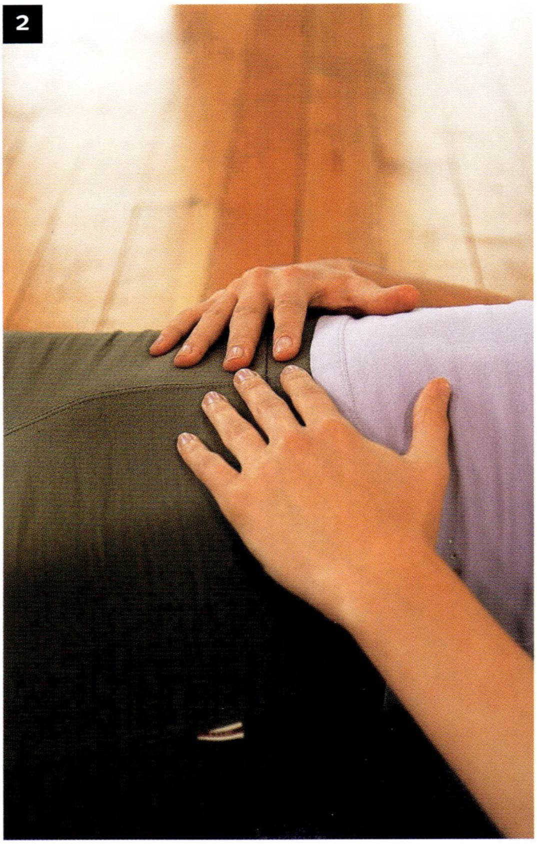

CONSEIL : Cette technique de respiration est utile pour vous aider à vous concentrer pleinement. Par exemple, si au cours de la journée, vous avez éprouvé des difficultés à respecter le programme *Yoga minceur* et que votre détermination est chancelante, vous pourriez adapter cette technique de la façon suivante : pensez à votre détermination et inspirez-la. Pendant que vous retenez votre souffle, dites-vous : « Tout mon corps nage dans la détermination » ; puis, à mesure que vous expirez, expirez tout ce qui fait obstacle à votre détermination. Ensuite, lorsque vous marquez le dernier temps d'arrêt, dites-vous : « Je déborde maintenant de détermination. » C'est une technique très simple, mais très puissante ; chaque fois que vous avez besoin de soutien, pensez-y et pratiquez-la.

Étirement de tout le corps

Exécutez les mouvements avec plaisir, dans l'attente et l'ouverture ; toutes les tensions que vous éprouvez disparaîtront. La respiration détendue et naturelle, imaginez-vous tel que vous désirez être pendant l'exécution de ces mouvements. Imaginez-vous franchissant les différentes étapes de la vie au poids idéal. Gardez présente à l'esprit l'émotion que vous ressentez. Que voulez-vous vraiment accomplir ? En quoi votre vie sera-t-elle différente ? En exécutant cet étirement de tout le corps, pensez à cette émotion.

1 Allongé sur le dos, tendez les bras de chaque côté de la tête et posez-les au sol ; les jambes sont tendues et allongées ; inspirez tout en vous étirant de la pointe des doigts aux talons. Expirez et détendez-vous.

- Les bras toujours de chaque côté de la tête, étirez le côté droit du corps tout en inspirant. Expirez et détendez-vous.
- Maintenant, étirez le côté gauche du corps tout en inspirant. Expirez et détendez-vous. Le bras gauche est toujours tendu au sol, à côté de la tête.
- Étirez à présent le bras droit et la jambe gauche, tout en inspirant. Expirez et détendez-vous.
- Étirez le bras gauche, qui est toujours à côté de la tête, posé au sol, et la jambe droite tout en inspirant. Expirez et détendez-vous.
- Étirez le corps, de la taille vers la tête tout en inspirant. Expirez et détendez-vous.
- Terminez cette posture en étirant le corps de la taille aux orteils, fléchissez les pieds et poussez les talons vers l'extérieur tout en inspirant. Expirez et détendez-vous.

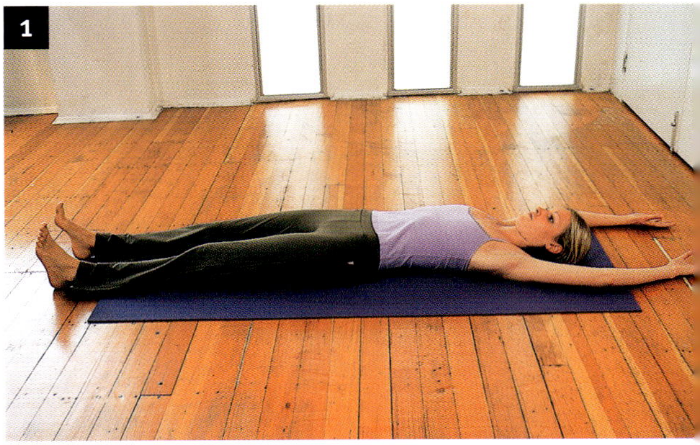

CONSEIL : Cette posture ne sera peut-être pas facile à exécuter au début ; vous êtes en train d'apprendre à détendre chaque partie du corps séparément. Cette posture est incontournable car le stress et la fatigue sont des facteurs qui poussent souvent à trop manger sous prétexte d'apporter de l'énergie au corps. Lorsqu'on est stressé, les muscles se crispent, et c'est là une perte d'énergie pour le corps. Vous devez donc apprendre à vous détendre quand vous le voulez, et à prendre de plus en plus conscience de votre corps : ce sont des techniques qui vous aideront à obtenir le corps de vos rêves.

Genoux contre poitrine, allongé

Posez la tête sur un bloc de mousse de yoga, un petit bottin de téléphone ou un coussin pour avoir un point d'appui ; il faut que votre tête soit détendue. Soyez attentif à toute raideur du corps et éliminez-la en relâchant mentalement cette partie-là du corps. Pensez à un sentiment dont vous avez besoin ou dont vous aimeriez disposer en plus grande quantité aujourd'hui, la joie, l'abondance, la prospérité, la paix, la clarté par exemple. Choisissez-en un ou plus.

1 Commencez par vous allonger au sol, les mains le long du corps, les genoux repliés sur la poitrine, les pieds parallèles aux hanches.

2 Frottez-vous rapidement les mains et imaginez y avoir déposé le sentiment que vous avez choisi.

3 Une fois les mains échauffées, posez-les sur les genoux. Permettez à ce sentiment de traverser les genoux et de se répandre dans tout le corps.

- Gardez les mains sur les genoux. Imaginez que le sentiment circule dans votre corps et se rend jusqu'aux orteils.
- Maintenant, imaginez-le qui remonte votre corps et se rend jusqu'à la tête et au cerveau.
- Puis, imaginez-le qui circule de la tête vers les épaules, redescend le long des bras jusqu'aux mains.
- Si vous le souhaitez, vous pouvez répandre ce sentiment tout autour de vous, et vous sentir ainsi enveloppé dans un cocon.

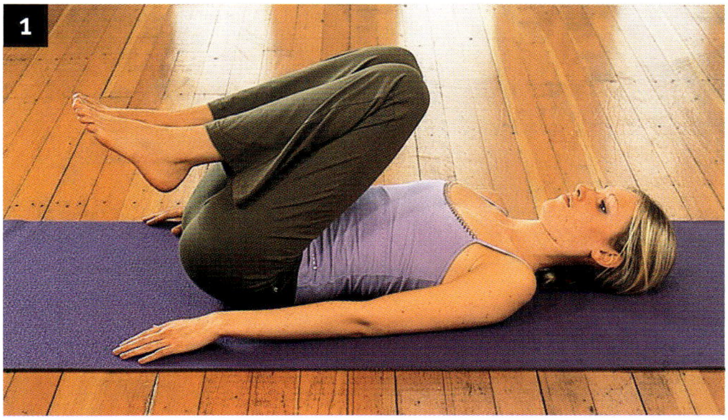

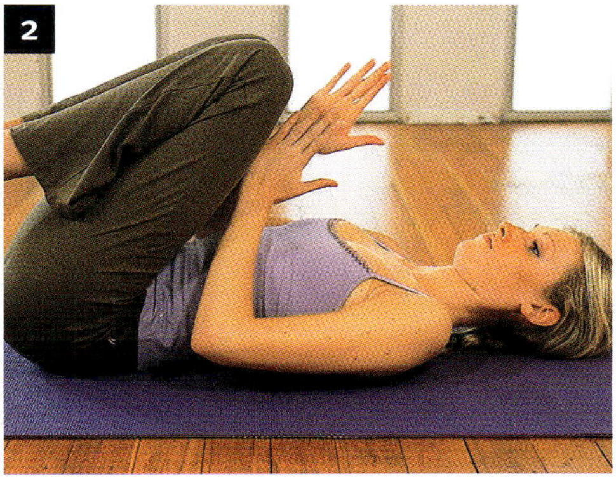

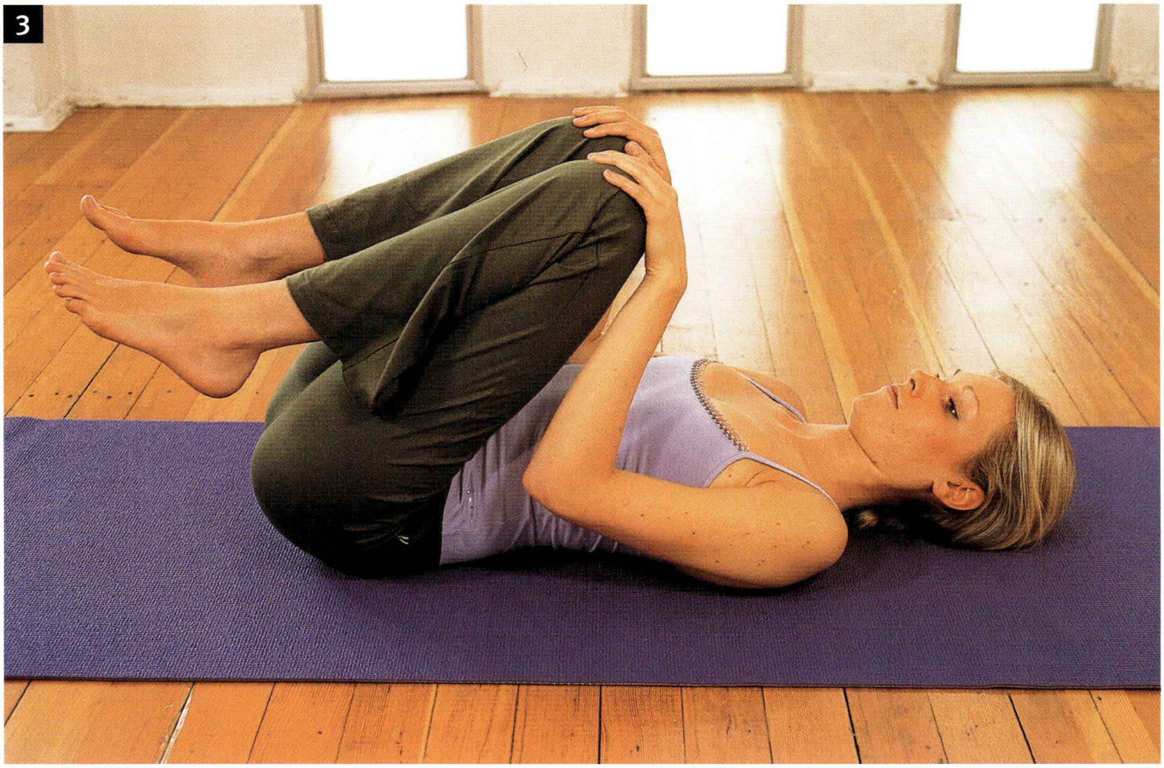

Rotation des genoux, roulement latéral

1 Les mains posées sur les genoux, effectuez une légère rotation des genoux, 7 fois dans le sens des aiguilles d'une montre et 7 fois dans le sens contraire. Veillez à ce que les genoux soient bien collés l'un contre l'autre, que le reste du corps soit détendu, de façon à masser le bas du dos contre le sol. Les épaules et le dos doivent être bien à plat au sol.

2 Écartez les genoux d'environ 35 cm (14 po) ; baissez-les lentement d'un côté, la tête dans la direction opposée. À l'aide de vos coudes, ralentissez le roulement pour ne pas poser les genoux au sol. Recommencez de l'autre côté. Répétez l'exercice, 4 fois de chaque côté.

3 Ramenez les genoux vers la poitrine, baissez lentement les jambes et allongez-les au sol. Détendez les bras.

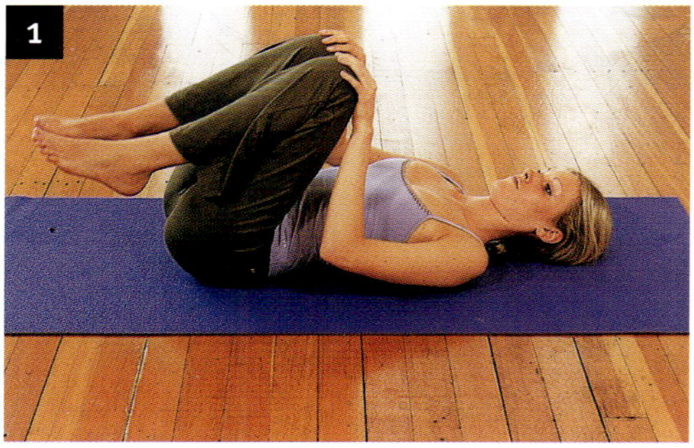

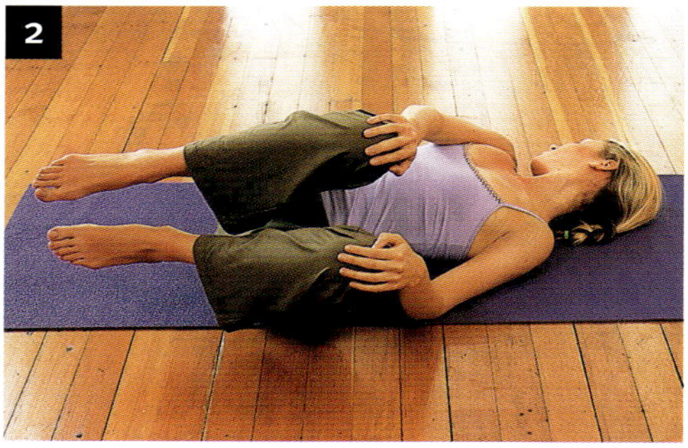

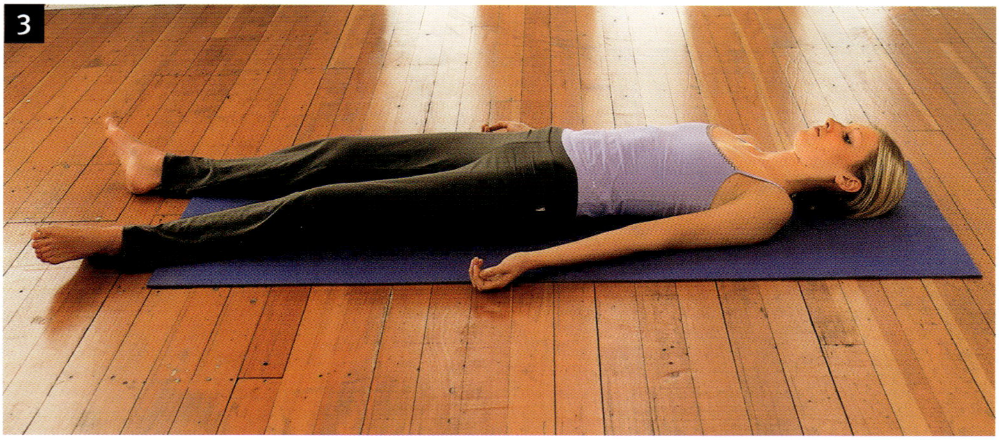

Assouplissement des hanches

1 Serrez les mains autour du tibia droit, et ramenez lentement votre genou droit vers la poitrine. Assurez-vous de ne pas forcer sur la rotule. Allongez la jambe gauche au sol. Maintenez la position pendant quelques secondes et savourez la sensation de bien-être que procure cet étirement.

2 Maintenant, déplacez le genou droit vers le côté droit, tout en vous assurant que les fesses sont toujours collées fermement au sol afin de stabiliser les hanches. Posez la main sur l'intérieur de la cuisse. Maintenez la position pendant quelques secondes pour ressentir l'étirement dans la région de l'aine et détendez-vous. À l'aide de la main droite, vous pouvez pousser légèrement sur la jambe droite pour faciliter le roulement sur le côté, mais veillez à ne pas forcer le genou.

3 Ramenez le genou droit vers le côté gauche du corps, en effectuant une légère torsion d'assouplissement de la colonne vertébrale. Tendez le bras droit latéralement, à la hauteur des épaules.

- Tournez la tête de façon à voir le bras droit ; votre tête est donc dans la direction opposée au genou. Posez légèrement la main gauche sur le genou pour faciliter l'étirement et vous sentir bien.
- Ramenez les genoux vers la poitrine, et allongez la jambe droite. Effectuez l'exercice d'assouplissement des hanches avec l'autre genou.

4 Tournez-vous sur le côté droit et recroquevillez-vous en effectuant deux cycles de profonde respiration ; très progressivement, revenez à la position debout. Souvenez-vous que commencer et terminer une posture constituent un élément essentiel de la pratique du yoga, ne vous pressez donc pas. Essayez d'être centré et d'accroître votre prise de conscience pendant l'exécution de ces mouvements.

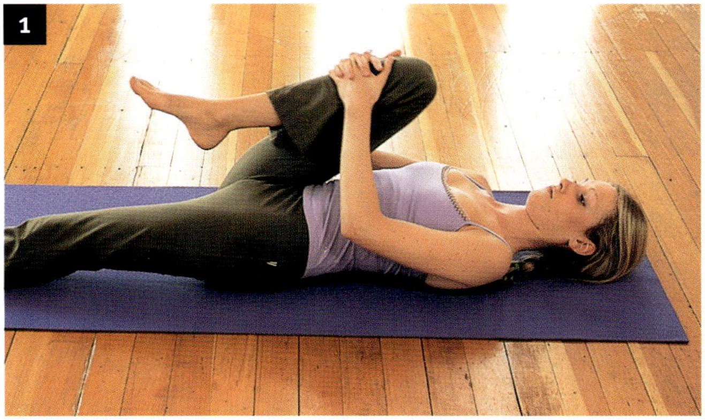
1

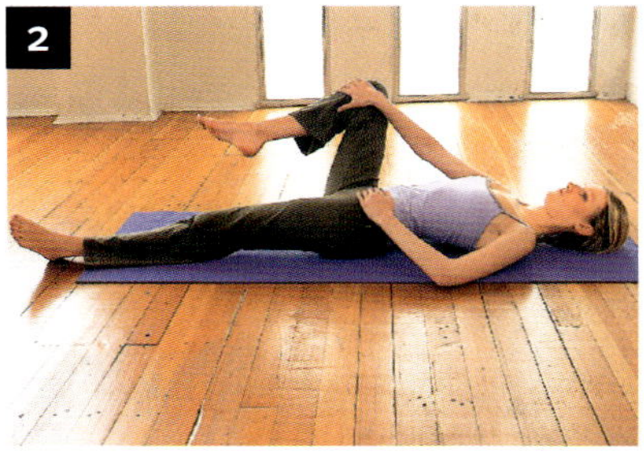
2

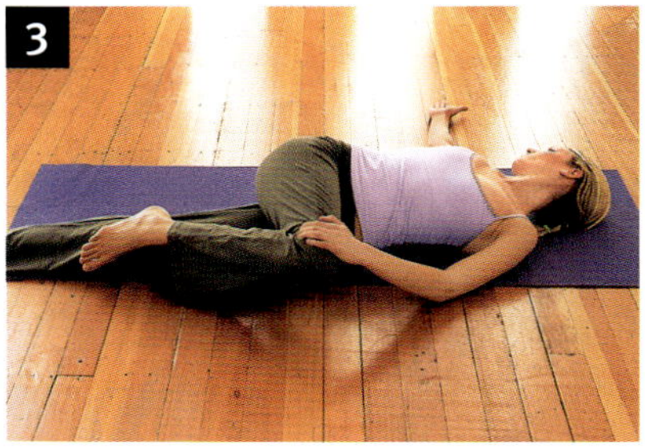
3

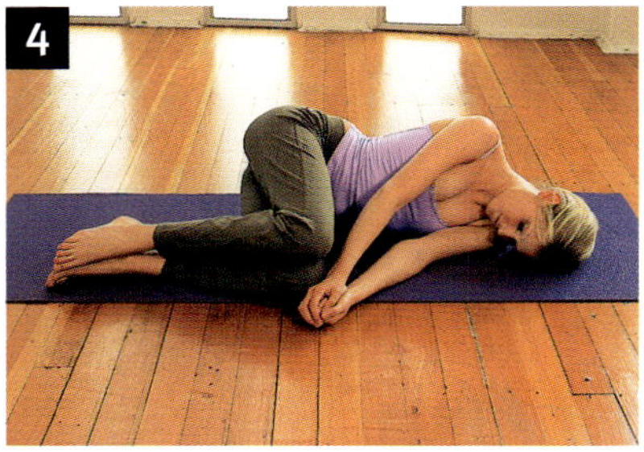
4

Position d'équilibre

La façon la plus simple de perdre 2 kilos (5 lb) et de paraître plus jeune, c'est tout simplement de se tenir bien droit. Cette posture permet de relâcher la tension qui s'accumule dans le haut du dos. Le corps et l'esprit sont intégrés ; un corps grandi conduit à un esprit grandi. La position avachie est une posture de faiblesse : les muscles dorsaux et le fonctionnement des organes internes sont affectés, la respiration se détériore et la digestion est entravée.

1 Placez-vous debout, les pieds écartés et parallèles aux épaules. À l'aide du majeur et du pouce de la main droite, encerclez le poignet gauche derrière le dos (voir photo 1a) et tirez légèrement les bras vers le bas.

- Remarquez que votre posture se redresse immédiatement, votre poitrine s'élargit, la respiration est plus profonde et plus efficace (n'oubliez pas que l'oxygène est un élément nécessaire à un métabolisme optimal permettant de brûler les graisses plus rapidement). Vous devriez ressentir un étirement à l'avant des épaules. Détendez les épaules vers l'arrière et vers le bas ; levez la tête, le menton parallèle au sol. Remarquez que cette posture entraîne l'élévation de l'esprit. Vous vous sentirez en meilleure forme, plus fort et bien plus déterminé à respecter le programme *Yoga minceur*.
- Maintenez la position pendant 3 cycles de respiration profonde ; recommencez avec l'autre poignet.

CONSEIL : Exécutez cette posture à toute heure de la journée si vous ressentez le besoin d'énergie et pour corriger un corps avachi, réducteur d'énergie.

1

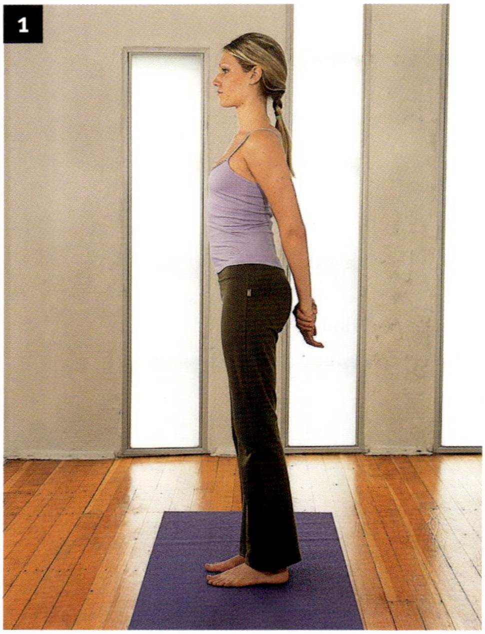

1a

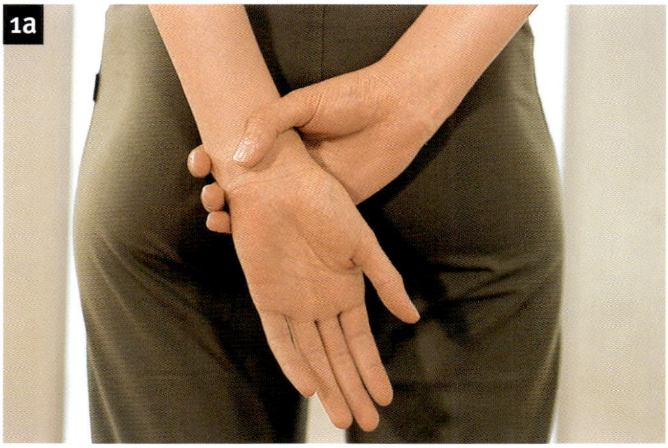

La montagne (Tadasana)

Au cours de votre pratique du yoga, vous exécuterez souvent cette posture.

1 Placez-vous debout, les pieds joints ou alors légèrement écartés, mais parallèles et à plat, les mains le long du corps.

- Étirez votre corps naturellement ; allongez le corps vers le haut comme si vous aviez, sur la tête, un chignon sur lequel on tire légèrement ; le menton doit demeurer parallèle au sol. Remarquez que lorsque vous essayez de bien redresser le corps, une légère tension se fait sentir dans les muscles fessiers et abdominaux. Essayez de grandir de 2 à 3 cm (1 po).
- Laissez retomber mentalement tout votre poids sur les pieds, en quantité égale ; faites les ajustements nécessaires pour ressentir véritablement cette image mentale. Les deux tiers de votre poids devraient être ressentis dans la pointe des pieds, le restant dans les talons.
- Remarquez qu'en vous tenant correctement, vous vous sentez plus fort, en harmonie avec votre corps. Cette posture vous aide à comprendre comment votre corps et votre esprit sont liés et, par conséquent, à quel point les postures sont importantes pour votre bien-être physique et psychologique.

1

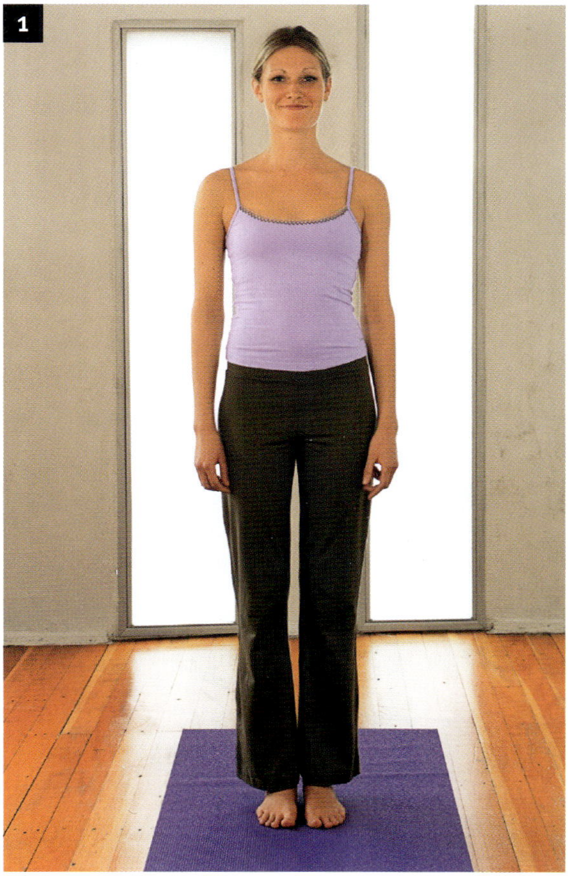

4 La réussite, votre décision

Dans ce chapitre, nous allons analyser la qualité des décisions que vous prenez et la façon dont vous pouvez apprendre à affermir ce que j'appelle les « muscles de choix ». Pour perdre des kilos superflus, vos muscles de choix doivent être actifs toute la journée, et cela requiert de l'énergie. S'il en était autrement, votre ancien mode de pensée et votre comportement d'avant, pas très positifs, reprendraient automatiquement le dessus. Par conséquent, pour perdre du poids de façon satisfaisante, il vous faut libérer de l'énergie physiquement et mentalement afin d'entretenir et animer vos objectifs.

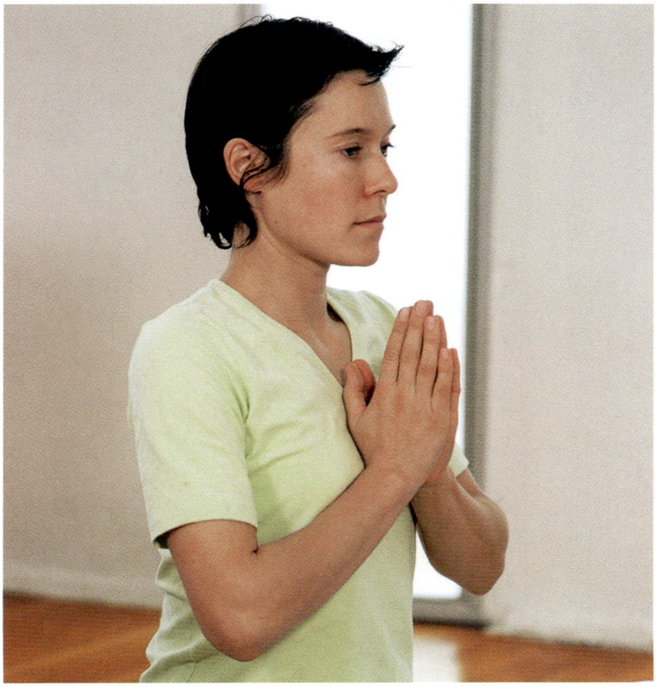

Des choix santé !

Au risque de vous perturber ou de vous irriter, quelle serait votre réaction si je vous demandais d'accepter l'idée que vous souffrez d'un surplus de poids parce que, d'une certaine façon, vous l'avez voulu ? Peu importe votre réponse, êtes-vous prêt à accepter cette hypothèse et à observer ce qui se produit lorsque vous réfléchissez à ses possibles répercussions ? Si vous commencez à peine à l'accepter, vous changez de rôle, de victime vous devenez maître de votre destinée. Ce n'est qu'ensuite que vous pourrez prendre des décisions concernant votre vie qui vous permettront d'être mince.

Lorsque j'étais grosse, j'étais convaincue que je n'avais pas d'autre choix : j'étais obligée de manger, de satisfaire mes besoins par la nourriture. C'était comme si les biscuits dans la boîte étaient collés les uns aux autres et avaient découvert comme par magie le chemin de ma bouche. À l'époque, il semblait que je n'avais même pas le temps de prendre de décision, les biscuits disparaissaient trop rapidement ! Mais si vous commencez à vous rendre compte que vous n'êtes pas victime, que vous pouvez véritablement décider quoi et comment manger, alors vous réussirez.

Je pense qu'analyser les choses sous l'angle du choix est très important, et c'est la raison pour laquelle je vous demande d'exercer vos muscles de choix dans chaque posture. Lorsque vient le temps de terminer une posture, je vous demande de prendre une décision, de rester là où vous êtes, de terminer la posture ou de la prolonger plus intensément pendant quelques secondes ; ou encore vous êtes libre de ne pas pratiquer du tout

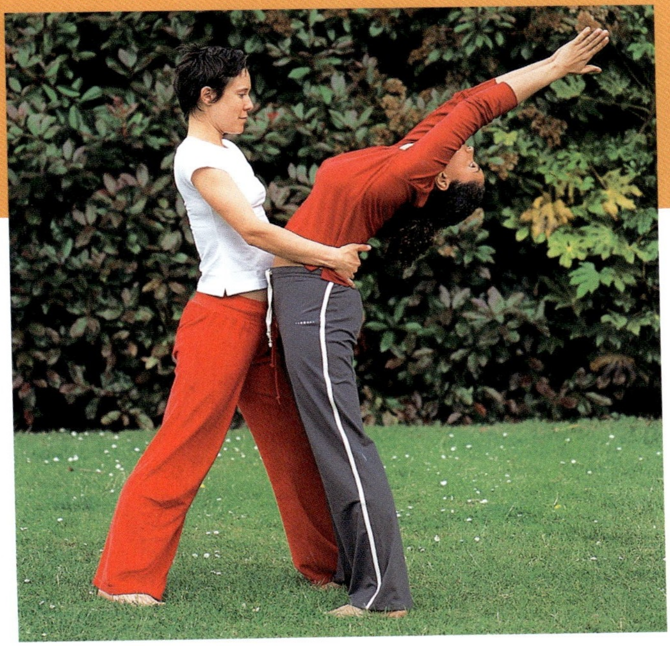

la posture et de vous allonger ou rester immobile.

L'entraînement des muscles de choix est une excellente préparation à la vie quotidienne, surtout là où la nourriture entre en jeu. Je ne saurai trop insister sur le fait que c'est vous qui décidez vraiment ce que vous mangez, et que cette décision s'accompagne de conséquences. Si vous décidez que votre repas sera composé d'aliments sains, faibles en gras et à faible teneur en sucre, il en résultera que vous perdrez vos kilos superflus et que vous deviendrez mince. Si, par contre, vous choisissez d'avaler des aliments malsains, à forte teneur lipidique, alors assurément vous conserverez vos kilos, d'une part, et, d'autre part, vous prendrez du poids. Bien que je me sois souvent bercée d'illusions, que je me sois souvent répété que ce n'était pas le cas, force est de constater qu'il s'agissait de ma décision. La décision vous appartient.

Des objectifs fructueux

Avant d'entreprendre un quelconque cheminement, il faut se fixer quelques objectifs essentiels. Ce proverbe chinois est éloquent : « Celui qui n'a pas d'objectifs ne risque pas de les atteindre » (Sun Tzu). Il faut se fixer quelques objectifs essentiels qui indiquent la direction à suivre. Je crois sincèrement que lorsque nous nous fixons des objectifs en vue de perdre du poids, souvent nous nous condamnons par mégarde à l'échec. Voici deux exemples d'objectifs inatteignables que je m'étais fixés et je suis convaincue que vous en avez fait des similaires. Premier objectif : « Je vais perdre 1 kg (2 lb) par semaine. » Se fixer un tel objectif n'est pas raisonnable puisque les règles du jeu changent tout le temps. Les fluctuations de poids n'ont parfois rien à voir avec l'excédent de poids, mais se rapportent à d'autres facteurs, comme la quantité de fluides dans le corps. La rétention de liquides peut être provoquée par le début des menstruations par exemple, ou par la quantité de sel ingérée. Il se peut donc que vous vous soyez bien exercé, que vous ayez perdu de la masse adipeuse, mais qu'à la fin de la semaine, vous pesiez plus. Le second objectif à l'origine de mes problèmes était le suivant : « Je vais perdre 6 à 7 kilos d'ici mon anniversaire. » Cet objectif m'a tellement stressée qu'inévitablement, je ne suis pas parvenue à l'atteindre. Tout comme le Sisyphe malheureux des légendes grecques, je me condamnais à pousser sans cesse un lourd rocher au sommet de la colline, sans accomplir quoi que ce soit. Je me sentais alors encore plus malheureuse, je prenais encore plus de poids et je me sentais prise dans un cercle vicieux.

Je suis également convaincue que si vous vous fixez un objectif inatteignable, votre subconscient ne l'assimile pas et donc, ne vous aide pas à y parvenir. Par exemple, de nombreux régimes alimentaires vous encouragent à coller dans un endroit pratique, par exemple, la porte du réfrigérateur, la photo de quelqu'un dont vous rêvez d'avoir le corps, vous permettant de vous en souvenir. Mais vous n'êtes ni Julia Roberts ni Claudia Schiffer, et vous ne le serez jamais. De la même façon, les tactiques de peur ne fonctionnent pas non plus. Le stratagème ici consiste habituellement à vous demander de coller une photo vous représentant à votre poids maximal sur la porte du réfrigérateur pour vous dissuader de trop manger ou de grignoter. Ces techniques ne font que promouvoir un sentiment de négativité. Votre esprit est votre meilleur ami, mais il peut aussi être votre pire ennemi, et ce que vous recherchez, c'est qu'il travaille avec vous et non contre vous. Réfléchissez donc prudemment au type d'objectif que vous vous fixez.

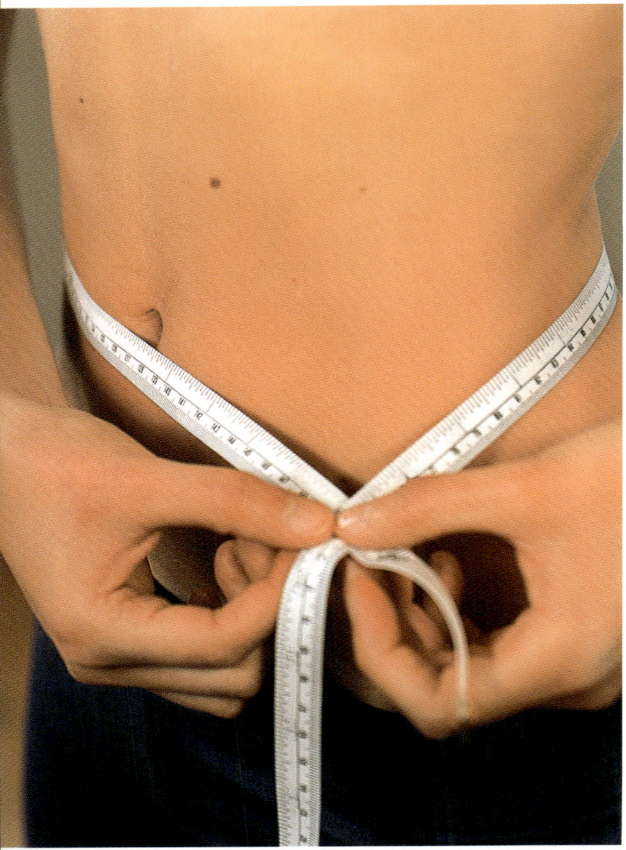

Des objectifs *SMART*

Pour se fixer un objectif qui entre dans le cadre du programme *Yoga minceur*, il faut adopter la méthode *SMART* qui s'est révélée très efficace. Les objectifs *SMART* sont des objectifs Spécifiques, Mesurables, Atteignables, Réalistes et inscrits dans le Temps.

Complétez les phrases suivantes :

Mon objectif *Yoga minceur* est de

____

J'aurai atteint cet objectif le/la

____

Je saurai que je l'ai atteint parce que

____

et que je me sentirai

____

ou que je pourrai

____

Voici un exemple :
Mon objectif *Yoga minceur* est de
lire ce livre.

J'aurai atteint cet objectif le/la
semaine prochaine.

Je saurai que je l'ai atteint parce que
j'aurai compris son message de responsabilisation

et que je me sentirai
inspiré.

Cet exemple, illustre-t-il le concept des objectifs *SMART* ? Oui, parce qu'il y a un livre à lire, objectif Spécifique ; ce livre a un certain nombre de pages, objectif Mesurable ; je sais que je peux lire ce livre en une période de temps définie, objectif Atteignable ; c'est un livre simple et facile à lire, objectif Réaliste ; et je dois le lire d'ici la semaine prochaine, objectif inscrit dans le Temps.

L'exemple suivant illustre un objectif qui ne serait pas très *SMART* (mais que vous connaissez certainement).

Mon objectif *Yoga minceur* est de
perdre 5 kg (11 lb).

J'aurai atteint cet objectif le/la
dans deux semaines.

Je saurai que je l'aurai atteint parce que
je pèserai 5 kg de moins

et que je me sentirai
dans une forme fantastique.

S'agit-il d'un objectif *SMART* ? Il est spécifique et mesurable, mais il n'est pas nécessairement atteignable parce que la perte de poids dépend de nombreux autres facteurs que vous ne maîtrisez pas. Si vous désirez que vos objectifs soient des objectifs *SMART*, il faut suivre les règles *SMART*. Lisez ce livre et ne pensez pas à vous fixer des objectifs de perte de poids. Aux pages 78 et 79, vous découvrirez d'autres conseils vous permettant de vous fixer des objectifs.

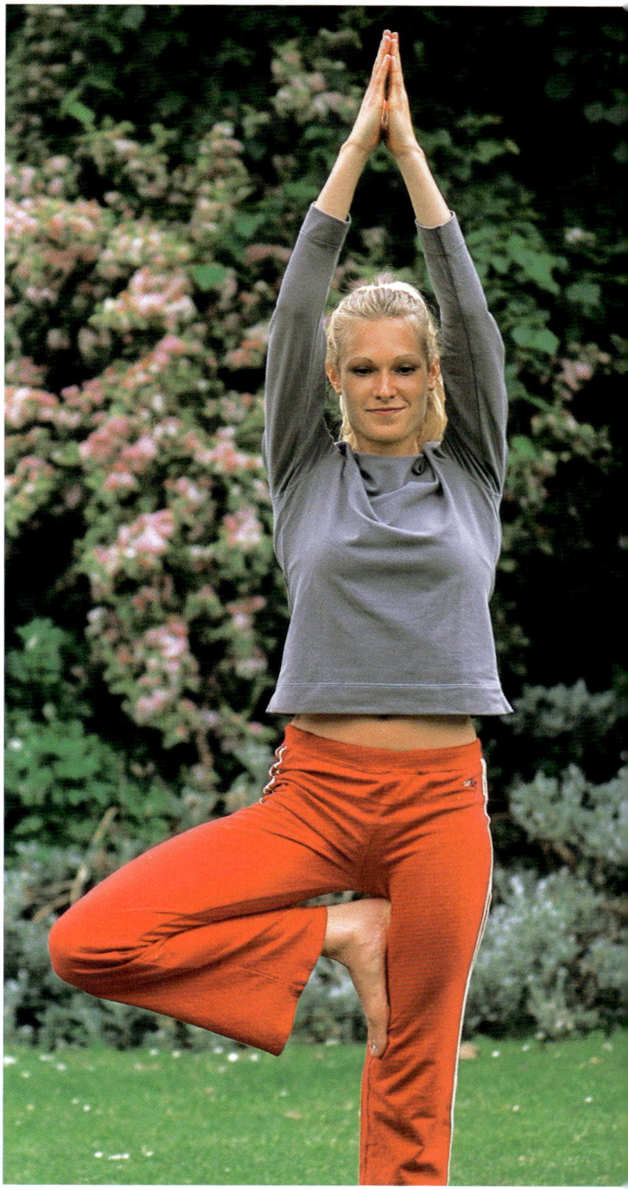

Où puiser l'énergie nécessaire pour perdre du poids

Ainsi que je l'ai déjà dit, il faut de l'énergie pour atteindre ses objectifs. L'une des façons de libérer davantage d'énergie consiste à colmater toute fuite d'énergie. Ces fuites d'énergie, je les appelle les voleuses d'énergie parce qu'elles vous dérobent du temps et de la concentration, et votre énergie disparaît, goutte à goutte. Si vous éprouvez des difficultés à imaginer que cela peut se produire, faites cette expérience. Un gobelet en papier ou en plastique dans les mains, pensez à quelque chose qui vous irrite, et percez le gobelet à l'aide d'un crayon ou d'un stylo. Pensez à d'autres choses que vous devez supporter, et percez un trou pour chacune d'elles.

Si vous faites l'expérience sérieusement, vous pourrez probablement penser à une centaine de choses différentes. Parmi les éléments qui m'irritaient : une tache sur mon canapé que je n'étais pas arrivée à faire disparaître, un bouton décousu de mon manteau qu'il aurait fallu que je recouse, un tableau que je devais accrocher au mur, la chambre d'ami que je devais ranger avant que quelqu'un ne vienne nous rendre visite, une lettre à laquelle j'aurais déjà dû répondre… et puis, bien sûr, la voiture qui aurait dû être lavée il y a longtemps.

La liste est interminable, mais vous savez de quoi je parle. Le gobelet en papier représente votre réserve d'énergie mentale ; vous pouvez donc imaginer qu'avec tous ces trous percés, votre énergie se vide. Essayez de verser de l'eau dans le gobelet, au-dessus de l'évier, et vous comprendrez ce que je suis en train de vous dire. Avec toute l'énergie que nous perdons à nous concentrer sur des choses qui nous irritent, il n'est pas étonnant que nous n'ayons plus la résistance mentale de continuer à atteindre nos buts. Il faut payer un coût très élevé lorsqu'on ne fait pas attention à ces voleuses d'énergie ni à l'épuisement qu'elles entraînent. Même ces petites tentatives d'autoconviction, « un jour je finirai par m'y attaquer », diminuent nos ressources mentales ; elles peuvent sembler inoffensives mais les conséquences qu'elles ont sur nos réserves d'énergie ne le sont pas.

Ci-contre, vous trouverez des exemples de voleuses d'énergie. Prenez quelques minutes pour inscrire autant de vos propres voleuses d'énergie que possible. Puis, à l'aide de la liste que vous aurez dressée, essayez de vous en débarrasser. Pour commencer, essayez de vous débarrasser des petites voleuses d'énergie, celles qui ne requièrent qu'une ou deux minutes de votre temps. Ensuite, vous serez prêt à affronter les autres, celles qui sont plus difficiles à aborder et qui nécessitent plus d'efforts. Peu importe le nombre de voleuses que vous réussirez à éliminer, je vous garantis que ce colmatage des fuites d'énergie aura des résultats remarquables. Allez-y, essayez !

FUITES D'ÉNERGIE FRÉQUENTES

- Des conflits qui ne sont pas réglés.
- Des pièces en désordre ou sales.
- Une maison mal décorée et peu entretenue.
- Des limites personnelles vagues. Les limites, ce sont ces frontières invisibles dont on s'enveloppe pour se protéger des conséquences du comportement d'autres personnes. Ainsi, si quelqu'un interrompt sans cesse votre séance de yoga du matin, vos limites sont fragiles. Pour les renforcer, vous devez demander à cette personne d'arrêter de vous déranger pendant votre séance de yoga, et au besoin, vous devrez lui expliquer les conséquences qui se produiront si votre demande n'est pas respectée.
- Un fouillis à ranger.
- De vieux vêtements à donner.
- Des lettres d'anciens amoureux qu'il faudrait détruire ou attacher à l'aide d'un ruban.
- Des amis qui ne vous sont d'aucun soutien. Vous devriez peut-être parler à vos amis, ou alors les laisser.
- De la paperasserie ou du courrier en suspens. Rappelez-vous la règle d'or : faites-le, déléguez-le ou jetez-le !
- La tergiversation et les indécisions. Par exemple, lorsque vient le temps de prendre des décisions, vous élargissez trop le champ des possibilités vous laissant, ainsi qu'aux autres, trop de marge de manœuvre. Lorsque vous prévoyez une activité, il est tellement plus facile de dire « Vendredi à 10 heures ou dimanche à 17 heures ? » plutôt que « Quel jour, à quelle heure ? ».

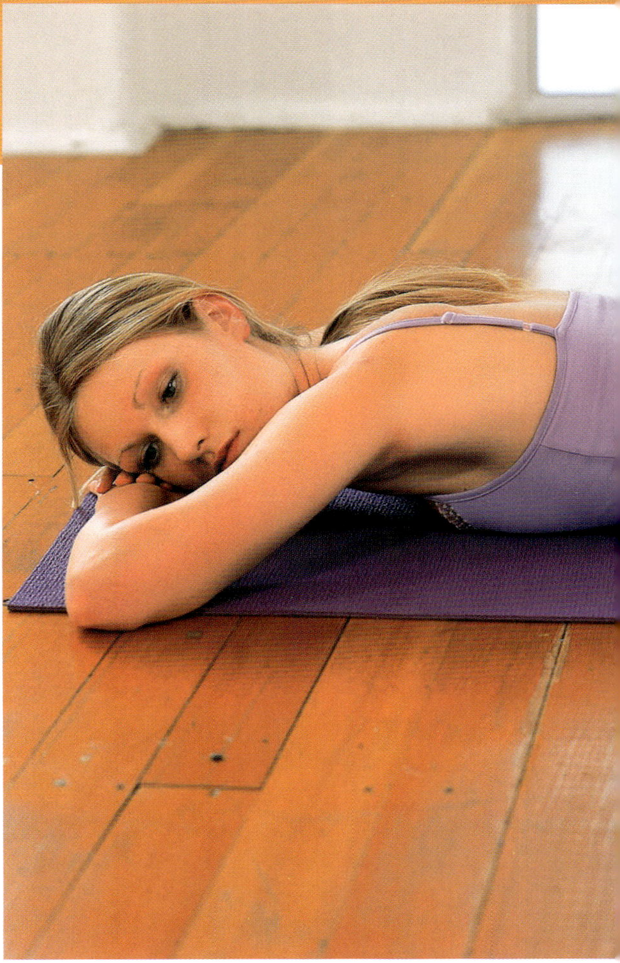

La perte de poids et une vie joyeuse commencent par une prise de décision et exigent que vous leur portiez toute votre attention. Cette attention nécessite une énergie physique et mentale qui l'alimente. Dans ce chapitre, vous avez commencé à vous attaquer à ce problème important. Vous n'avez jamais auparavant abordé la question de perte de poids sous cet angle, mais vous pouvez d'ores et déjà constater qu'il est plus logique de vous concentrer sur votre monde intérieur et de le transformer que de chercher des réponses à l'extérieur de vous. Bon travail !

Les postures : première partie

Avant de commencer les postures proprement dites, rappelez-vous de toujours commencer par une période d'échauffement (voir pages 22 à 31)

1. Appui au sol

1 Debout, les pieds distants l'un de l'autre d'environ 1 m (3 pi) ; les orteils tournés vers l'extérieur à un angle de 45°, fléchissez les genoux jusqu'à ce que vous parveniez à une position accroupie confortable.

2 Tendez les bras latéralement, à la hauteur des épaules, les paumes ouvertes vers le haut.

3 Ramenez les bras au-dessus de la tête pour que les paumes se touchent.

4 Baissez les bras, les paumes toujours jointes, devant vous et votre cœur ; marquez un temps d'arrêt. En exécutant ce mouvement, pensez à demander à une puissance supérieure de vous accompagner (Dieu, la nature, une conscience cosmique, la lumière, l'apaisement, l'amour inconditionnel ou autre). Dans cette position de prière, vos mains sont en *mudra*, gestuelle de la main symbolique dont on se sert pour contenir ou faire circuler l'énergie dans des zones particulières du corps. Maintenez cette position pendant 30 secondes, tout en respirant normalement.

5 Lentement, revenez à la position debout en poussant sur les talons, et en redressant les orteils pour qu'ils soient parallèles ; rapprochez les pieds. Ramenez les mains le long du corps et restez dans cette position pendant quelques secondes, en faisant attention à ce que vous ressentez. Cette dernière position est celle de la Montagne (voir page 31).

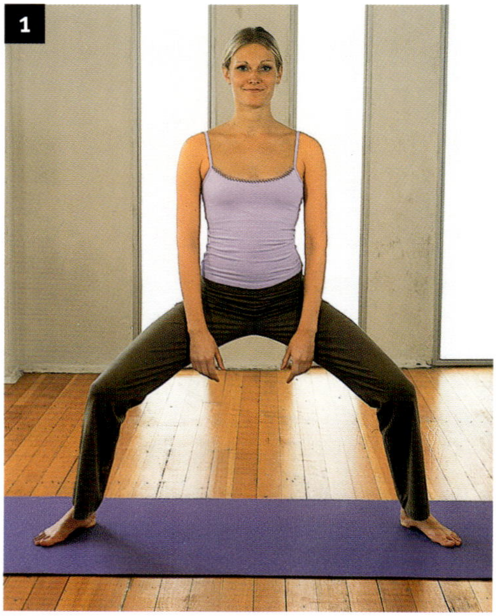

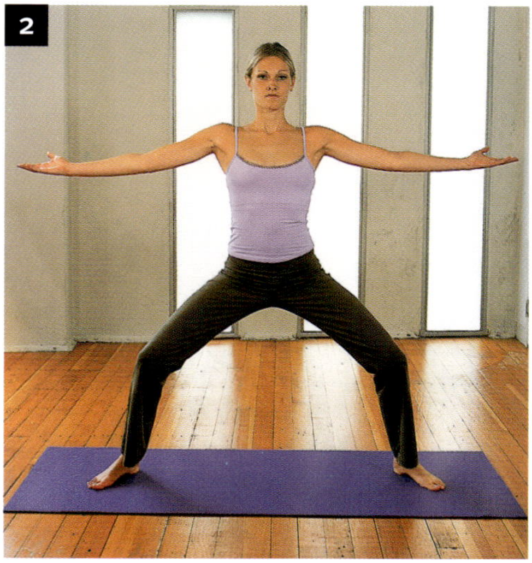

Bienfaits

Corps	Permet d'accroître l'efficacité de votre métabolisme en tonifiant les muscles des jambes (et des muscles tonifiés permettent de brûler des calories).
Esprit	Je le peux et j'y parviendrai.
Âme	J'ancre l'aide nécessaire.

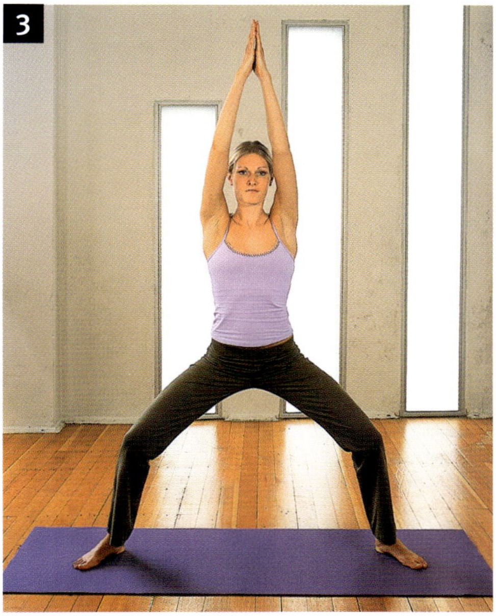

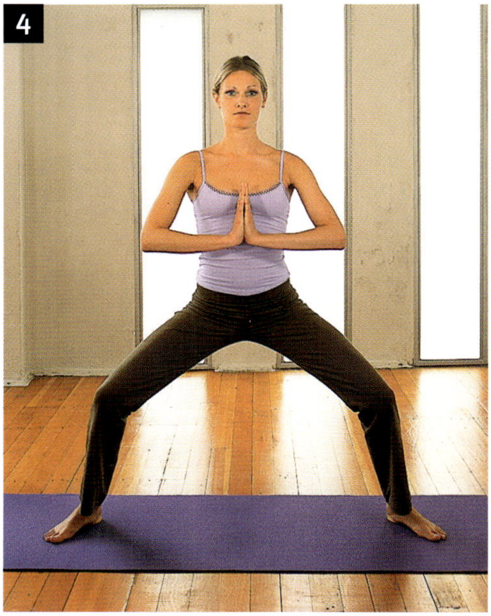

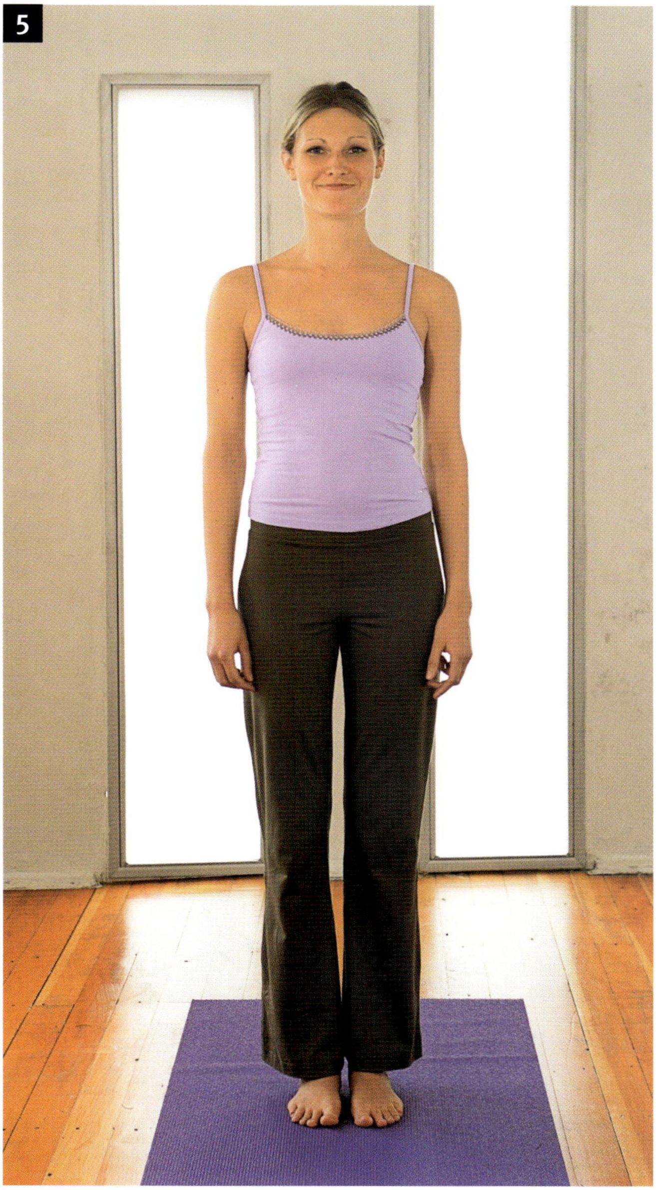

2. Le triangle (Trikonasana)

1 Écartez les jambes d'environ 1 à 1,25 m (3 à 4 pi) (la distance variera selon votre flexibilité et la longueur de vos jambes). Faites pivoter le pied gauche selon un angle de 90°, il est maintenant tourné tout à fait à gauche. Le pied droit est légèrement rentré vers l'intérieur, le cou-de-pied droit est dans le prolongement du talon gauche.

2 Inspirez et tendez les bras latéralement, à la hauteur des épaules, les paumes tournées vers le bas, et regardez votre main gauche. Vous devez sentir un long étirement le long des bras, qui va jusqu'à la pointe des doigts ; vous devez remarquer que votre poitrine s'élargit. Imaginez que votre cœur s'emplit d'amour.

3 Expirez et commencez, le corps toujours tendu, à vous pencher vers la jambe gauche, en essayant de toucher le pied gauche. Vous devez maintenir cette sensation d'étirement, en évitant de vous pencher en avant ou en arrière, un peu comme si vous vous teniez entre deux épaisseurs de verre.

- Prenez appui sur un endroit de la jambe que vous pouvez toucher facilement. Selon votre flexibilité et la longueur de vos jambes, vous pouvez toucher le sol.
- Tendez le bras droit vers le haut, et tournez le pouce pour qu'il soit dans le prolongement de

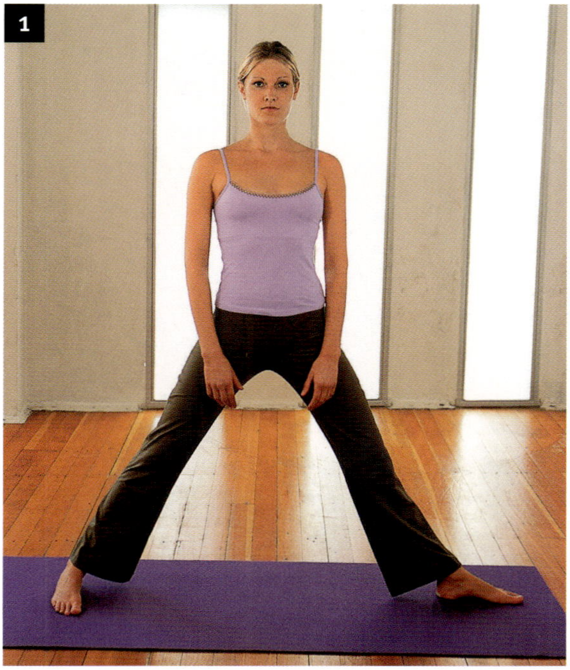
1

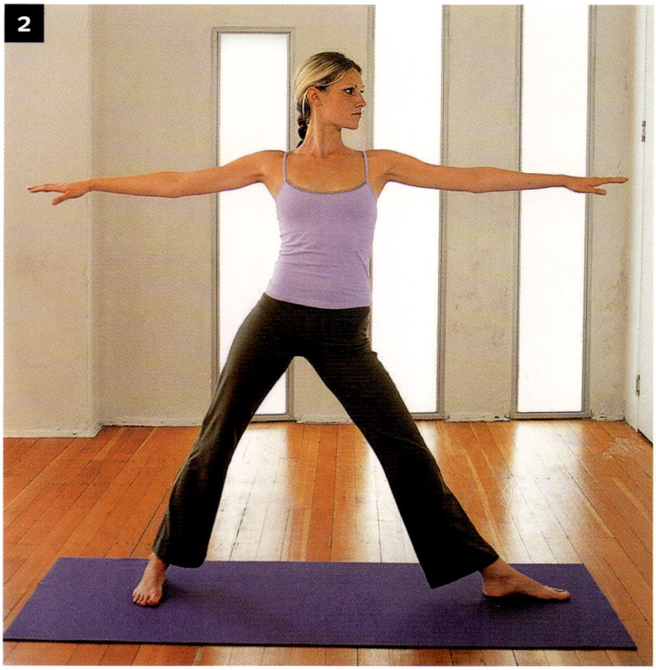
2

Bienfaits

Corps	Renforce les jambes et favorise la flexibilité de la colonne vertébrale.
Esprit	Le champ de ma pensée s'élargit.
Âme	L'épanouissement.

l'épaule. Déplacez prudemment votre hanche droite vers l'arrière. Allongez la colonne vertébrale de la base jusqu'au cou et maintenez une sensation d'élévation. Respirez normalement, relâchant toute tension inutile. Maintenez la position pendant 4 à 7 cycles de respiration.

4 Pour terminer, inspirez. Redressez-vous lentement, tendez les bras latéralement à la hauteur des épaules (voir photo 2) ; ramenez les pieds vers vous et les mains le long du corps. Vous êtes dans la posture de la Montagne.

- Refaites l'exercice de l'autre côté.

CONSEIL : Si nous désirons avoir un corps mince et en meilleure forme physique, il faut être fort et penser à soi d'abord. La différence qu'il y a entre perdre de la masse adipeuse et perdre des kilos, c'est que lorsque vous perdez des kilos, vous ne perdez pas nécessairement de la masse adipeuse, vous pouvez perdre des fluides. C'est la raison pour laquelle les résultats indiqués sur un pèse-personne sont trompeurs. Ce que nous ciblons, c'est la perte de la masse adipeuse inutile. Pour une femme, idéalement, la masse adipeuse doit représenter entre 18 et 25 pour cent de son poids corporel (les analyses d'adipométrie sont habituellement offertes chez votre médecin).

3

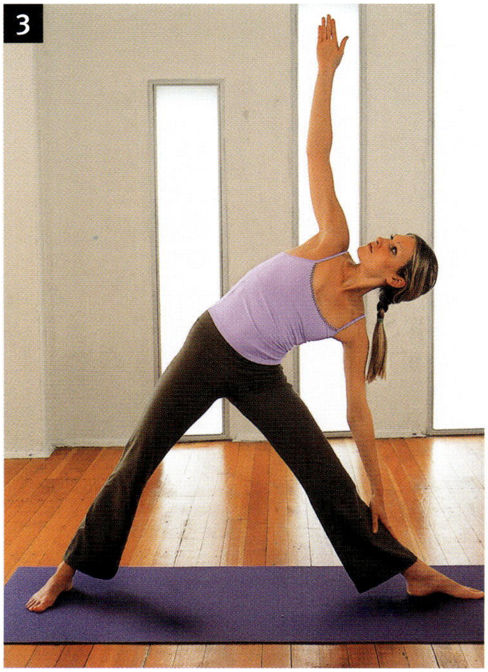

4

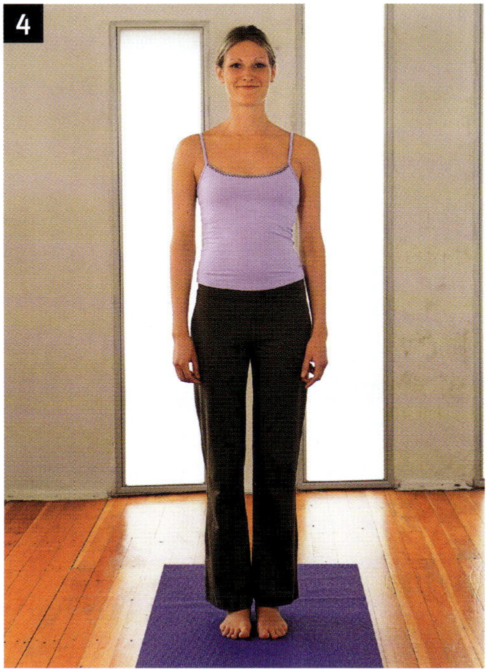

Bienfaits	
Corps	Renforce et tonifie les muscles intérieurs et extérieurs des cuisses.
Esprit	Je crée ma destinée.
Âme	Le triomphe.

3. Le guerrier (Virabhadrasana)

1 Debout, les pieds écartés d'environ 1 m (3 pi), faites pivoter le pied gauche selon un angle de 90°, le pied droit doit être légèrement tourné vers l'intérieur. Le talon gauche doit être dans le prolongement de votre cou-de-pied droit.

- Inspirez à mesure que vous levez les bras latéralement à la hauteur des épaules. Les paumes sont dirigées vers l'avant. En étirant les bras jusqu'à la pointe des doigts, sentez votre cœur affectif qui s'ouvre tout comme une rose qui s'épanouit.

2 À mesure que vous expirez, fléchissez lentement le genou gauche (il ne faut pas que l'angle formé par le genou et le sol dépasse 90°) ; tournez la tête de façon à regarder votre pouce gauche levé ; les quatre autres doigts sont regroupés et pointent vers l'extérieur comme s'ils vous indiquaient un nouveau chemin, le chemin vers un moi plus mince. Le pouce et les doigts de la main droite sont placés de la même façon que ceux de la main gauche.

- Sentez toute la force qui vous habite ; vous savez que vous pouvez réussir et que vous réussirez. Concentrez-vous sur l'ongle du pouce, apprenez à diriger votre concentration/intention (pensée de précision). Vous apprenez à prendre des décisions, à faire des choix.
- Maintenez cette position pendant les 4 à 7 cycles de respiration recommandés. Ensuite, revenez à la position de départ.
- Répétez l'exercice de l'autre côté.

CONSEIL : Le genou fléchi doit être au-dessus de la cheville. S'il dépasse la cheville, revenez à la position de départ, et écartez les jambes encore plus.

1

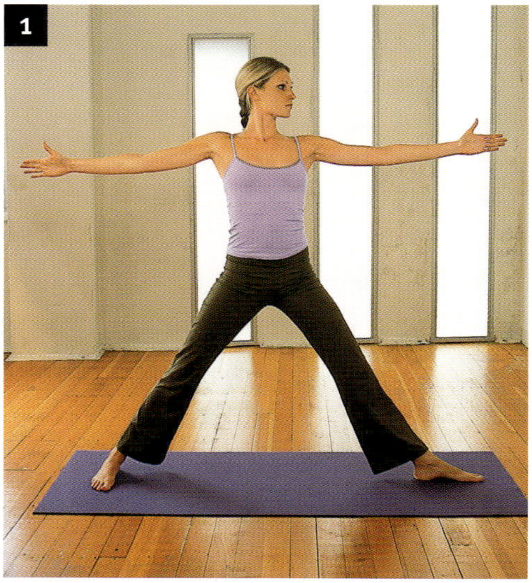

2

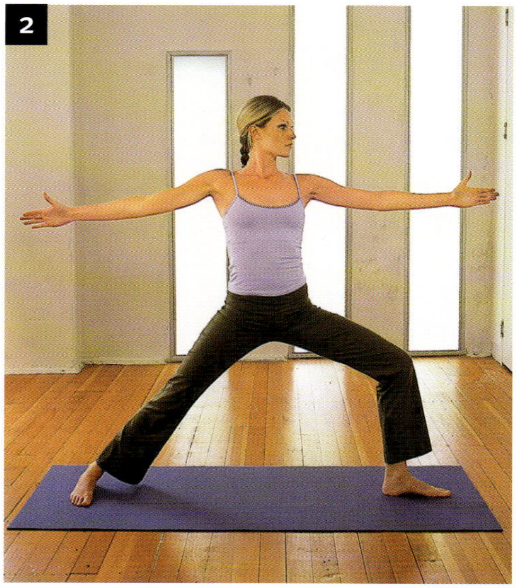

Bienfaits	
Corps	Améliore la posture et l'alignement de la colonne vertébrale.
Esprit	Je me concentre sur le présent.
Âme	La création de liens.

4. La Montagne (Tadasana)

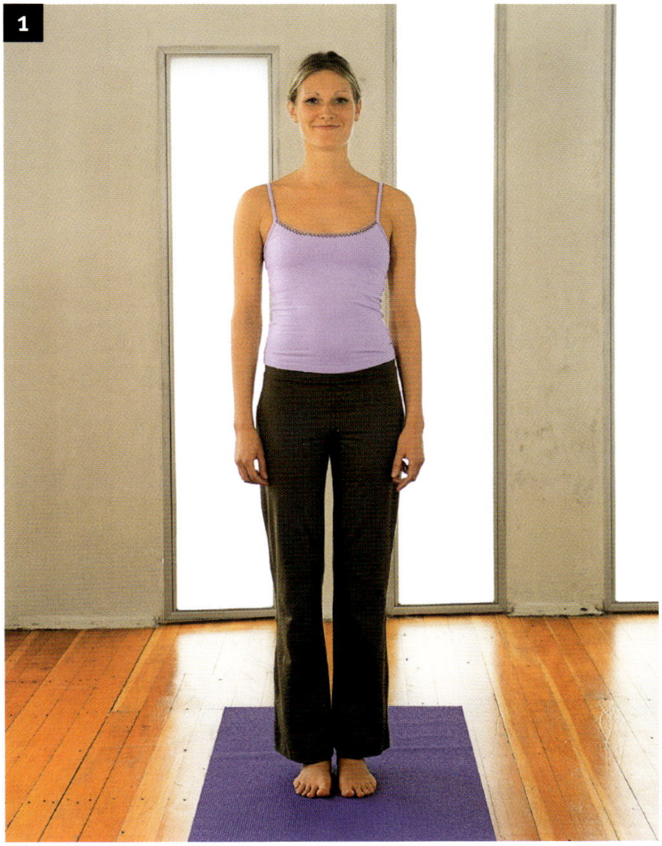

1 Debout, les pieds joints, les mains détendues le long du corps, regardez droit devant vous. Faites reposer votre poids sur les pieds, en proportion égale ; grandissez-vous de 2 à 3 cm (1 po).

- Recentrez-vous en maintenant la position de la Montagne. Ressentez la joie, et si vous ne la ressentez pas, faites comme si.
- Cette posture vous rappelle qu'il faut libérer le passé qui ne vous est d'aucune utilité et vivre pleinement dans le présent. Ceci est très important lorsque vous ressentez un sentiment de défaite et de déconvenue qui découle de votre passé lourd en régimes alimentaires. Une montagne est solide et forte. Vous aussi.

CONSEIL : Évitez d'employer le mot problème. Vos « problèmes » pourraient devenir des « occasions », des « opportunités », des « défis ». Les personnes qui réussissent n'ont pas de problèmes, elles n'ont que des défis.

5 Voyez grand !

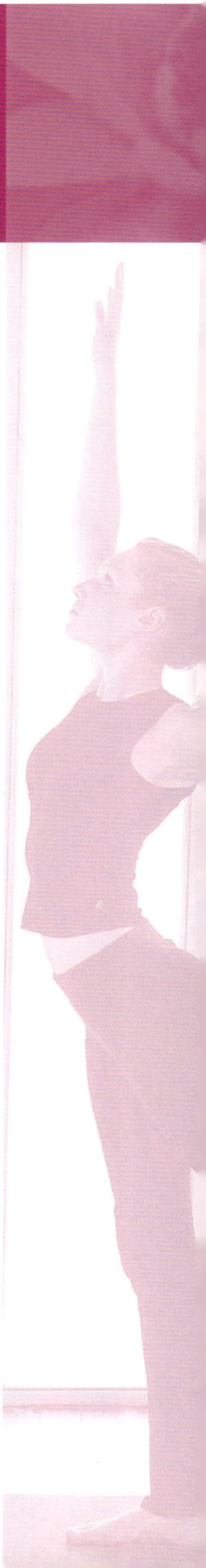

Je vais vous présenter maintenant mon concept personnel : pour perdre du poids, il faut voir grand. Cette théorie repose sur ma propre expérience et sur celle de milliers de femmes qui venaient s'exercer dans mes centres de conditionnement physique ; elle a pris forme lorsque je me suis rendu compte que de nombreuses femmes faisaient une telle fixation sur leur poids qu'elles envisageaient tout sous l'angle de leur taille. Or, pour réussir à maigrir, il faut cibler la solution et non le problème, ou plutôt comme nous venons de le voir dans le chapitre précédent, le défi ! Cette solution consiste à s'épanouir, à perfectionner ses capacités et à découvrir sa véritable identité, et non à penser à soi en termes de « gros ». Ce que vous êtes dépasse la notion même de taille.

Une image parfaite

La meilleure façon de parvenir à cet épanouissement et à ce perfectionnment consiste à faire un collage des choses qui, dans la vie, vous inspirent ou que vous souhaitez ardemment voir se produire. Ce collage peut se composer de photos, de mots, d'extraits de magazines ou de tout autre élément qui vous interpelle. Collez-les sur un tableau ou dans un cadre que vous pourrez accrocher au mur, de façon à ce que vous puissiez le voir tous les jours. L'objectif de ce collage, c'est de vous représenter tel que vous êtes, d'exprimer le chemin que vous avez parcouru jusqu'à présent et de symboliser ce que vous aspirez à devenir. Lorsque j'ai terminé mon collage, je me suis sentie réellement fière d'être qui j'étais, mais en même temps, tout heureuse de m'apercevoir qu'il me restait encore à apprendre à m'épanouir. Je ne me voyais plus comme la femme qui s'était démenée toute sa vie avec des problèmes de poids. C'est à ce moment-là que j'ai vraiment compris le conte du vilain petit canard qui devient un beau cygne. Ensuite, je me suis aperçue qu'il y avait de grandes et belles choses que je voulais accomplir dans cette vie-ci : j'ai pris conscience de qui j'étais et de tout ce que je pouvais accomplir ; tout s'ouvrait à moi. Parallèlement, j'ai éprouvé un sentiment de réussite en me souvenant de tout ce que j'avais accompli jusqu'à ce moment-là, mais que j'avais oublié parce que j'avais porté toute mon attention sur le fait que j'étais grosse. Mon collage m'a permis de ne plus être obsédée par mon poids (mon « affliction » ainsi que je nommais cette obsession) et de m'ouvrir aux bons aspects de ma vie. Essayez de faire un collage. Créez une image positive de vous-même, de la personne que vous êtes véritablement. Si possible, évitez de censurer les éléments que vous avez choisis, collez-les tout simplement ensemble. Souvenez-vous, votre subconscient aime les images, et le résultat vous réjouira. Commencez cette semaine !

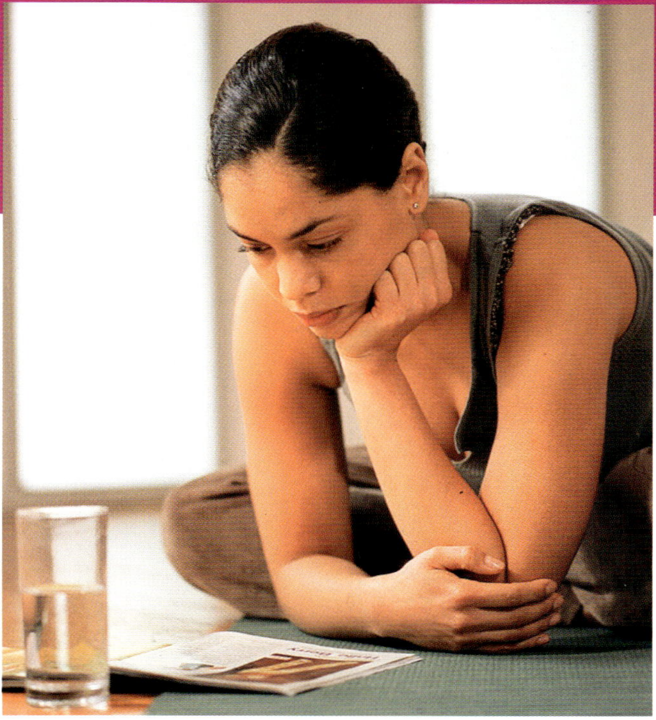

Les médias

Chaque jour, dans les magazines, les journaux, à la télévision, au cinéma, les médias nous renvoient une image des femmes qui sans aucun doute nous touche profondément. Il est clair que lorsque nous ne parvenons pas à correspondre à cette image superimposée à laquelle nous sommes censées ressembler, notre corps nous met mal à l'aise. Naturellement, ce malaise se propage et affecte chaque aspect de notre vie, y compris les êtres qui en font partie. Il se peut que vous ne souffriez nullement de surplus de poids, mais que vous vous sentiez tout de même mal à l'aise parce que vous pensez que vous devriez être parfait. Ainsi que je vous l'ai déjà dit, pendant toutes les années où j'ai travaillé dans le monde du conditionnement et de la forme physique, je n'ai rencontré qu'une seule femme qui aimait son corps. C'est une triste constatation certes, mais ce qui est rassurant, c'est que si nous pouvons nous projeter à l'extérieur de nous-mêmes, si nous pouvons « voir grand » lorsque nous pensons à notre image, et si nous pouvons commencer à approfondir cet aspect de nous qui est aimant et créatif, alors notre corps en sera la réflexion. Et ce corps parfait que nous souhaitons tous désespérément (parfois à des coûts très élevés et avec des résultats désastreux) cesse d'être le but ultime. La vie, c'est bien plus qu'un poids idéal. Si vous pouvez accepter cela, vous perdrez du poids, et vous attirerez à vous un corps plus mince sans passer par ce stress, cette tension alimentée par la peur et ces efforts que nous connaissons tous si bien. Ce ne sont pas les méthodes traditionnelles (« Si je m'acharne longtemps, je réussirai ») qui libéreront votre énergie ; une vie heureuse naîtra d'une énergie naturelle et fluide. Cette démarche est tellement plus saine, tellement plus durable et résultera en une maîtrise du poids fructueuse.

Être conscient

La prise de conscience vous permet de regarder les choses telles qu'elles sont. C'est très important parce que ce n'est qu'en regardant les choses telles qu'elles sont que vous pouvez les modifier (si vous le désirez). C'est pourquoi la prise de conscience est un élément indispensable du programme *Yoga minceur*. Le yoga apporte conscience et clarté. La prise de conscience est nécessaire pour voir ce qu'il faut véritablement changer, et qui peut réellement changer, mais la clarté est tout aussi importante pour comprendre ce qui ne peut pas être modifié. Si, comme moi, vous vous rendez compte que votre ossature vous fait paraître plus gros que vous ne l'êtes en réalité, alors il faut penser à d'autres manières de vous embellir, et choisir des vêtements en fonction de votre silhouette, ou combiner différemment la couleur et le style. Voici un exemple :

Au cours de ma course à l'amaigrissement (autrement dit, à partir de 16 ans alors que j'étais encore enrobée de mes rondeurs d'adolescente), mon but était de parvenir à obtenir le corps idéal. Malheureusement, je n'étais pas partie à la découverte de mon corps, et à moins d'un miracle qui aurait fait que mon ossature se serait allongée dans la zone du ventre, j'étais vraiment coincée. Cela étant dit, les miracles existent... ma prise de conscience s'est modifiée. Je m'étais toujours jugée selon mon apparence en bikini, c'est ce que font la plupart des femmes. Le miracle a eu lieu lorsque je me suis enfin rendu compte que parce que mon corps est très court, le port du bikini ne me va pas, point à la ligne. Je peux être aussi maigre qu'un clou, le port du bikini ne sera jamais très flatteur, le bikini ce n'est pas pour moi ! Vous ne pourrez jamais imaginer ma tristesse ni mon désespoir à la suite de cette constatation. Elle m'a néanmoins conduite à découvrir de quelle manière les couleurs peuvent embellir l'apparence ou au contraire la ternir. J'ai découvert qu'un bikini rose tyrien ne me convenait pas du tout, mais laissez-moi enfiler un maillot une pièce, couleur chocolat, et là, je présente bien. Quand je pense à toutes ces années passées à croire que le seul problème était mon poids...

Par ailleurs, la prise de conscience est nécessaire pour se concentrer sur ce que nous mangeons. C'est la raison pour laquelle différents programmes d'amaigrissement vous encouragent à noter tout ce que vous mangez, exercice très utile. Il est tellement plus facile de manger sans faire attention à ce qu'on avale. Dans mon cas, je me souviens qu'il m'arrivait très souvent de croire que mon mari avait mangé tout le fromage qui était dans le réfrigérateur. Un jour, je m'en suis plainte, et c'est lorsqu'il m'a répondu qu'il n'y avait pas touché que le réveil fut brutal : je me suis alors rendu compte que c'était moi qui ouvrais la porte du réfrigérateur et qui, sans vraiment m'en rendre compte, volais quelques morceaux de fromage ici et là. Inconsciemment, je savais que c'était moi qui grignotais le fromage, mais je faisais comme si ce n'était pas moi, je n'étais pas consciente. Vous êtes-vous déjà demandé en regardant toutes les bouteilles de vin vides sur la table, après une soirée de fête, qui les avait bues, ne vous souvenant pas du tout que vos invités en avaient bu autant ? Vous n'aviez tout simplement pas remarqué la quantité de vin bue au cours du repas. La prise de conscience conduit à l'acceptation, et l'acceptation de soi conduit à la responsabilisation.

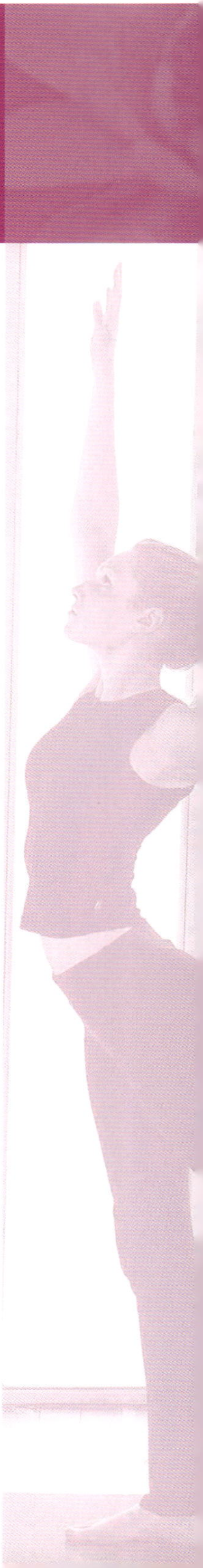

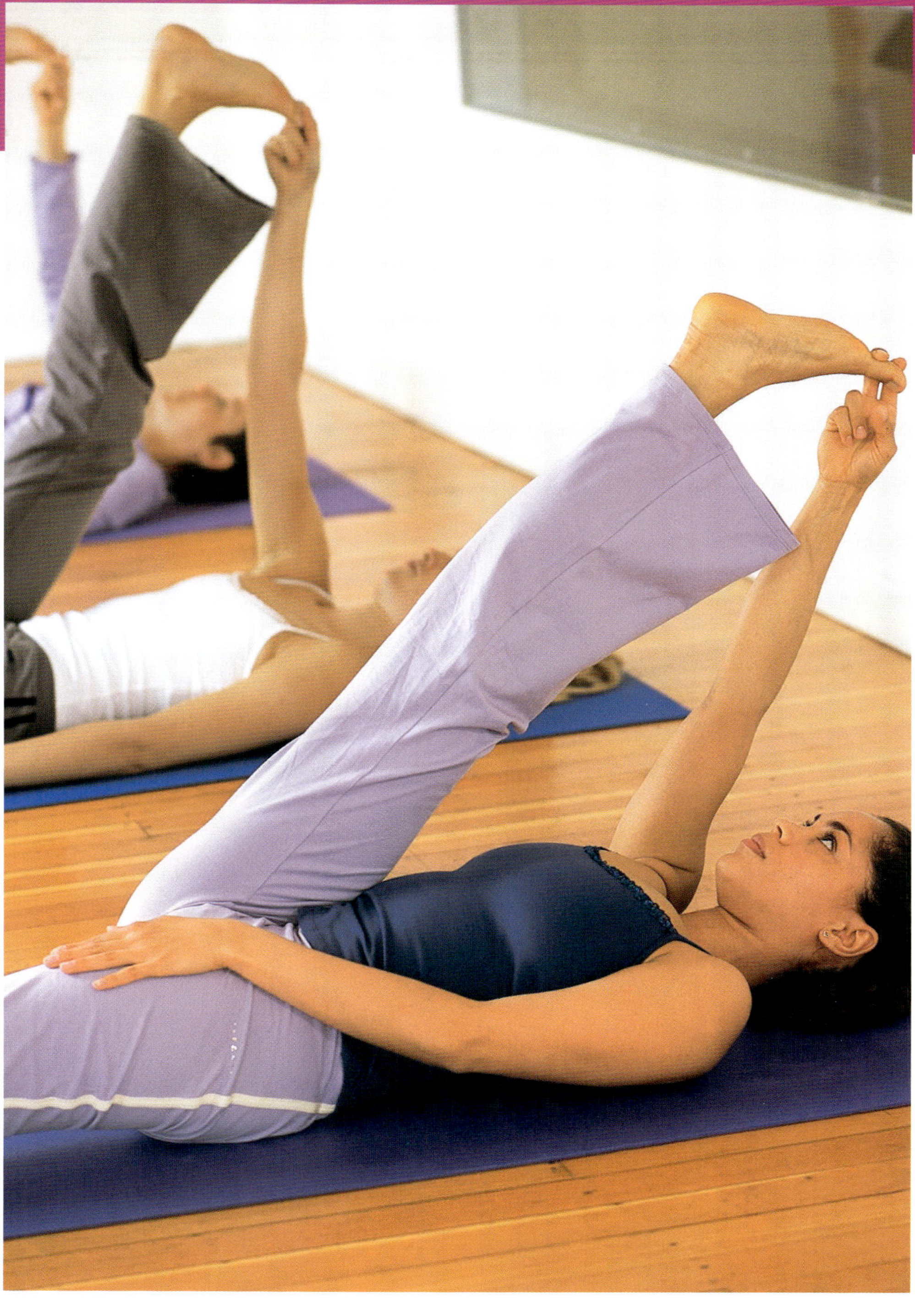

Les postures : deuxième partie

Bienfaits

Corps	Facilite la digestion et tonifie les muscles abdominaux.
Esprit	Je maîtrise.
Âme	La puissance.

5. La rétraction du ventre yogique (Uddiyana Bandha)

Il s'agit d'une bonne posture à exécuter dans un programme de maîtrise du poids parce qu'elle facilite la digestion. En revanche, la prudence est de mise : n'exécutez pas cette posture si vous avez un dispositif intra-utérin, si vous souffrez d'une maladie abdominale interne, ou si vous avez subi ou allez subir une opération chirurgicale dans cette zone. Si vous êtes dans votre cycle menstruel, n'exécutez pas cette posture. Avant de commencer, il faudrait que votre estomac et vos intestins soient vides.

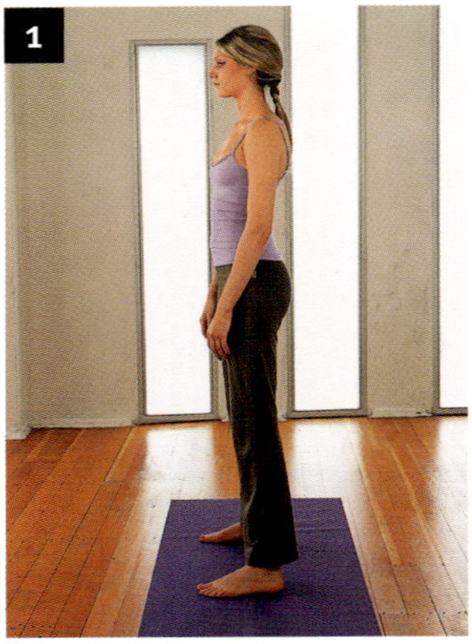

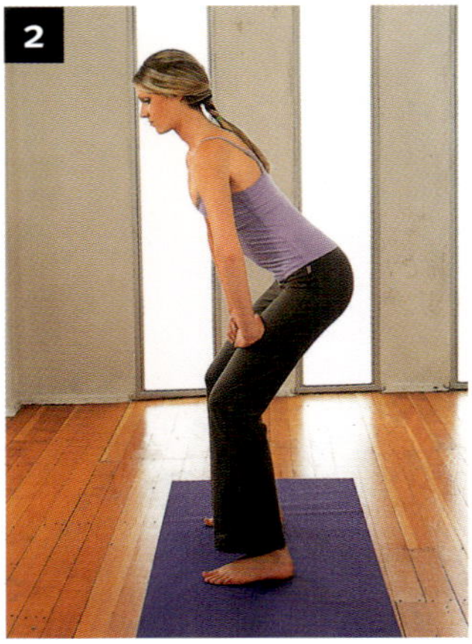

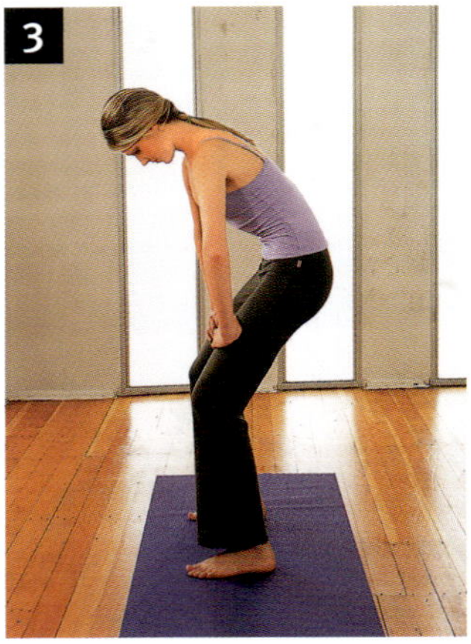

1 Placez-vous debout, les pieds écartés d'environ 60 cm (2 pi) ; les orteils légèrement ouverts vers l'extérieur.

2 Inspirez profondément, fléchissez légèrement les genoux, le dos un peu arrondi et souple. Posez les deux mains sur les cuisses, les doigts tournés vers l'intérieur ; le poids du torse doit se sentir dans les bras.

- Expirez profondément, en expulsant tout l'air des poumons et de l'abdomen par la bouche.

3 Rentrez l'abdomen vers l'intérieur et soulevez-le ; vous créez ainsi un creux profond.

- Rentrez et sortez le ventre dans un mouvement de battement, un peu comme une vague, 10 à 20 fois de suite ; ensuite, quand vous devez inspirer, inspirez en vous redressant. Après quelques respirations normales, vous vous sentirez prêt à recommencer.
- Répétez l'exercice deux fois si vous le souhaitez.

Bienfaits	
Corps	Étire le dos et stimule le cerveau.
Esprit	Je vois les choses telles qu'elles sont.
Âme	Je ne fais qu'un avec la nature.

6. Le V inversé ou position du chien descendant (Adhomukha Svanasana)

1 Placez-vous debout, les pieds parallèles, écartés d'environ 60 cm (2 pi) ; les genoux souples.
2 Baissez graduellement les mains le long de votre corps puis sur le sol, comme si vous marchiez sur les mains, en essayant de les poser le plus loin possible ; le corps doit être plié au niveau des hanches pour former un angle droit. Les mains sont à la hauteur des épaules, légèrement plus écartées ; les doigts sont ouverts vers l'avant.

- Essayez d'allonger la colonne vertébrale en gardant les fesses bien levées. Maintenez la position pendant 4 à 7 cycles de respiration.

3 Pour revenir à la position de départ, pliez les genoux en direction du sol, et mettez-vous à quatre pattes, les orteils bien à plat au sol, en préparation de la posture suivante.

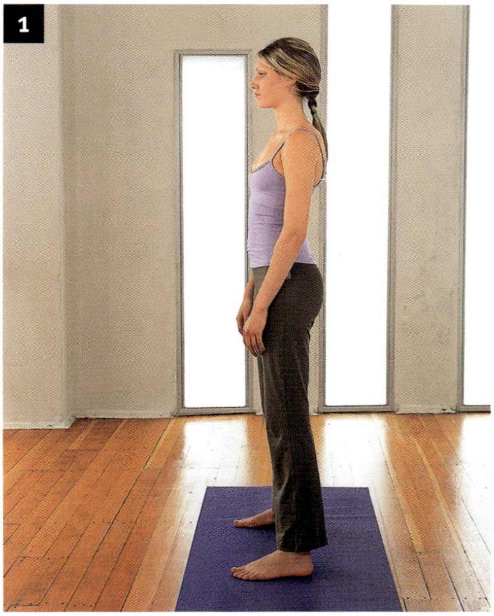
1

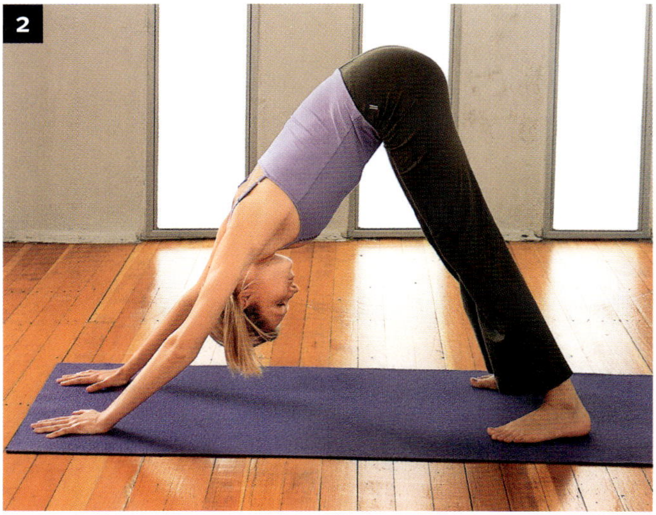
2

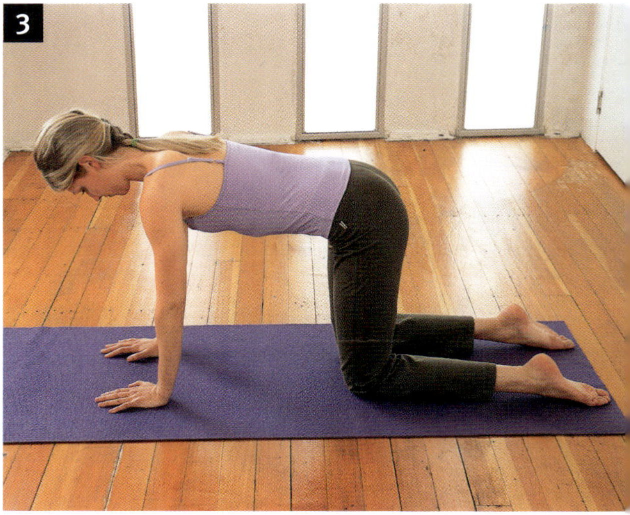
3

7. Contraction, expansion, équilibre

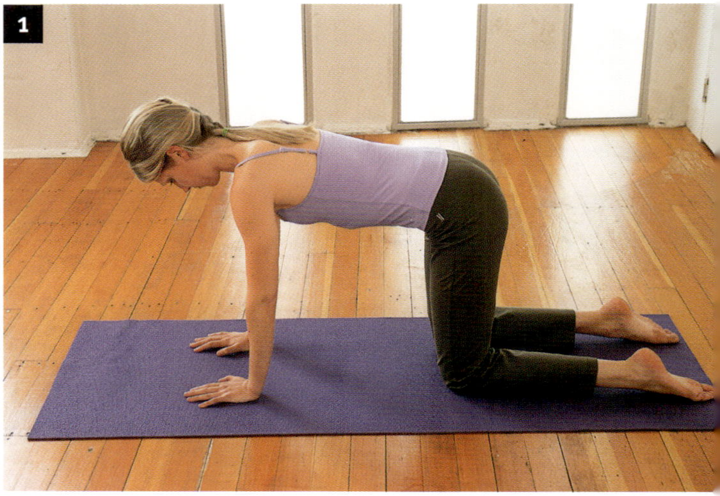

L'équilibre est un élément très important d'un programme d'amaigrissement. Si vous vous privez de trop de choses, votre corps aura tendance à vouloir rétablir l'équilibre ; pas surprenant donc que vous vous jetiez ensuite sur une tablette de chocolat. Selon les anciens manuscrits yogiques, notre vie a besoin d'équilibre — ne pas trop manger, ne pas se sous-alimenter —, et pour atteindre une vie équilibrée, nous devons aborder l'exercice physique et le régime alimentaire de façon saine et sensée.

J'aime beaucoup ce que nous enseignent les postures d'équilibre. Si nous vivions en tenant compte de la nature et de nos sentiments, il nous faudrait, à certains moments, nous isoler et nous régénérer. Mais, malheureusement, nos vies artificielles nous dictent de trop travailler, et nous n'avons pas le luxe de nous isoler lorsque le corps nous le demande : lorsque nous sommes malades, lorsque nous éprouvons le besoin de nous évader, que ce soit une vraie retraite ou tout simplement aller dans un endroit tranquille pour se réénergiser. On raconte que jadis, à la pleine lune ou lorsqu'elles avaient leurs menstruations, les femmes étaient honorées par leur communauté pour leur sagesse intuitive. Il était attendu (et nécessaire) que les femmes se retranchent de la vie communautaire. Elles chantaient alors ensemble ou elles se plongeaient dans la réflexion, entourées d'un groupe aimant. Aujourd'hui, nous avons nos menstruations et nous devons continuer à vivre comme si de rien n'était. À l'aide du symbolisme qu'illustre cette posture, nous pouvons honorer ce besoin de contraction et d'expansion, permettant ainsi de rétablir l'équilibre dans notre vie. Les postures d'équilibre aident également à apaiser l'esprit naturellement. Essayez d'exécuter cette posture lorsque vous êtes agité et vous verrez qu'il est difficile de conserver votre équilibre.

1 Placez-vous à quatre pattes, les mains dans le prolongement direct des épaules ; les genoux en retrait par rapport aux hanches. La colonne vertébrale et le cou forment une ligne droite et vous regardez le sol sous vous.
2 À mesure que vous expirez, ramenez lentement le genou gauche vers le front. Ne bougez plus.
3 Tendez le bras droit et la jambe gauche tout en respirant, et gardez l'équilibre. Le bras droit et la jambe gauche sont étirés et parallèles au sol. Maintenez la position pendant 4 à 7 cycles de respiration, et revenez à la position de départ.
■ Recommencez de l'autre côté.

Bienfaits

Corps	Équilibre les muscles de soutien du côté droit et du côté gauche du corps.
Esprit	Ma vie s'équilibre.
Âme	L'harmonie.

2

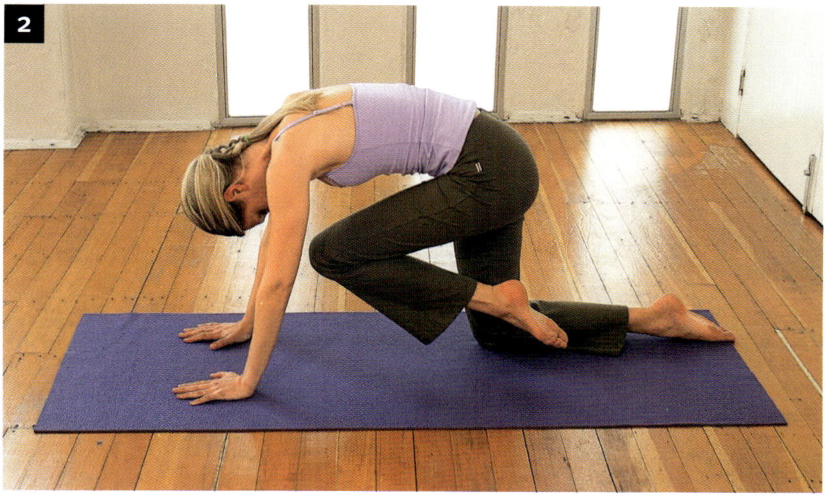

CONSEIL : Pour vous aider à rester en équilibre, commencez simplement par tendre la jambe et ensuite, lorsque vous vous sentez à l'aise, vous pouvez lever et tendre le bras.

3

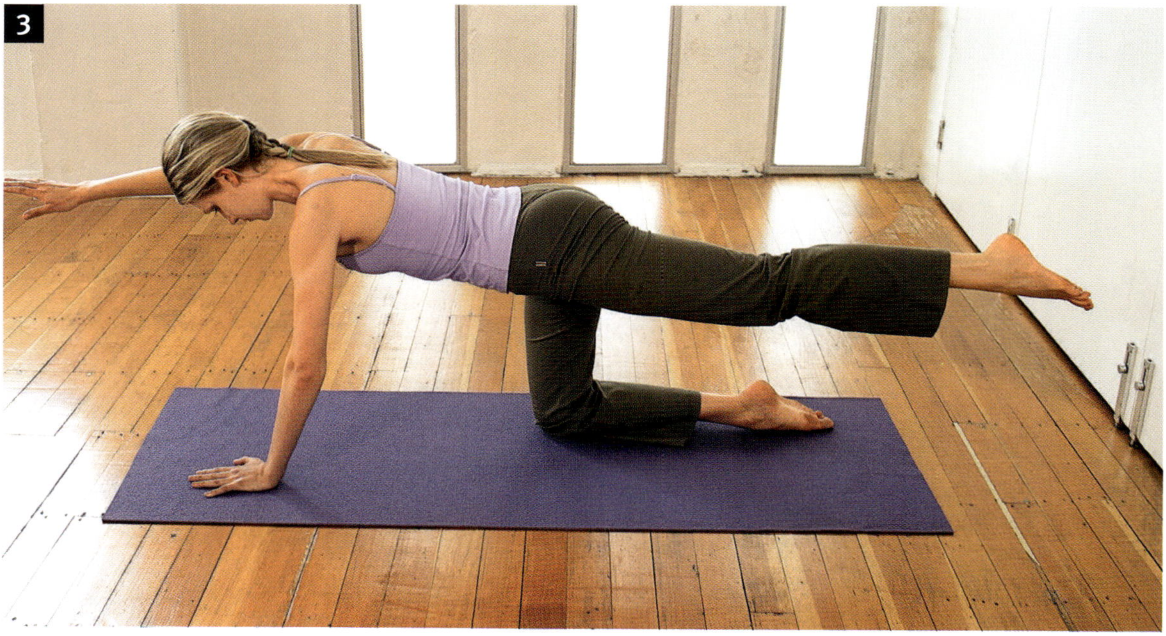

8. La planche (Chaturanga Dandasana)

EXÉCUTION SIMPLE

1 Mettez-vous à quatre pattes, les mains à la hauteur des épaules, légèrement plus écartées.

2 Avancez les mains de quelques centimètres devant vous ; vous déplacez le poids des épaules vers les poignets, et restez immobile. Le dos doit être plat. Ne bougez pas pendant quelques secondes.

- Revenez à la position de départ, à quatre pattes.

3 Lentement, revenez au sol. Vous êtes étendu, sur le ventre, une main sur l'autre, la joue sur la main supérieure. Respirez profondément et recentrez-vous.

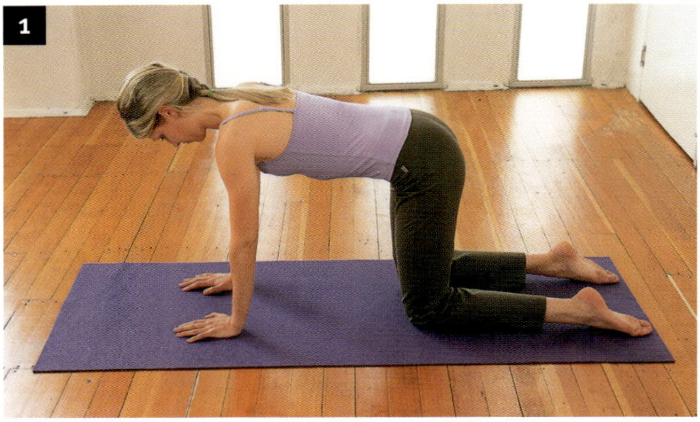

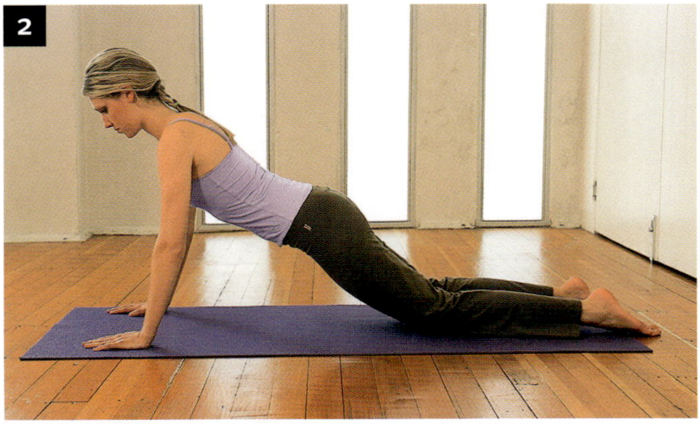

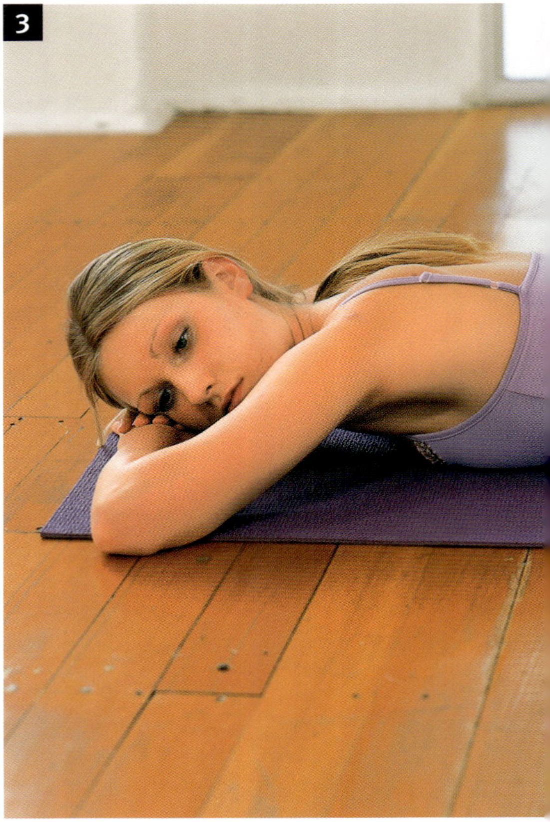

Bienfaits	
Corps	Tonifie les muscles abdominaux et ceux de la poitrine, et aide à empêcher l'affaissement des seins.
Esprit	Je peux, donc j'y parviendrai.
Âme	La force.

EXÉCUTION AVANCÉE

4 Suivez les étapes 1 et 2 (voir page ci-contre) ; puis, rentrez les orteils vers l'intérieur et allongez tout le corps, de la tête jusqu'aux orteils, les pieds parallèles aux hanches, les mains à hauteur des épaules, légèrement plus écartées, les bras tendus, mais non verrouillés. Le corps devrait être plat comme une planche. Maintenez la position pendant 4 à 7 cycles de respiration.

- Lentement, revenez au sol, étendez-vous sur le ventre, une main par-dessus l'autre, la joue sur la main supérieure. Respirez profondément une ou deux fois, et recentrez-vous (voir photo 3, page ci-contre).

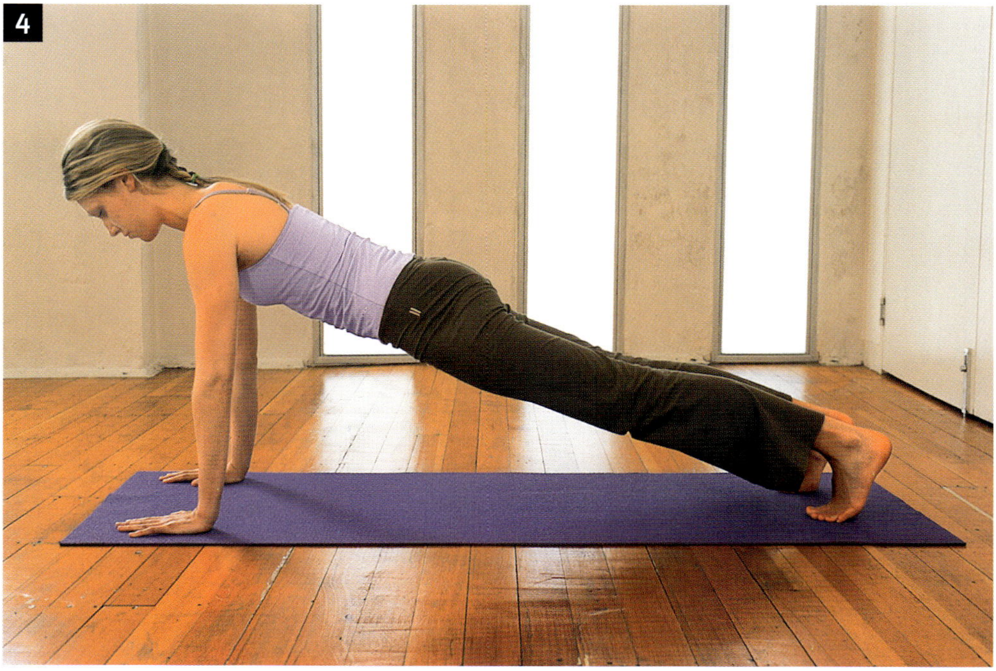

CONSEIL : Commencez par faire l'exercice simplifié ; il vaut mieux commencer par la version simple plutôt que de vous surmener et le regretter plus tard.

6 Apprendre à aimer et à pardonner

Dans le chapitre précédent, nous avons traité de la nécessité de transformer l'image de soi et de voir grand pour être en mesure de mieux reconnaître sa propre valeur. Nous allons maintenant approfondir cette démarche. Je voudrais que vous analysiez honnêtement les sentiments que vous éprouvez envers vous-même et que vous vous demandiez si vous êtes prêt à vous aimer inconditionnellement, et ce, peu importe votre poids actuel. Je sais que ce n'est pas facile, surtout lorsqu'on a passé beaucoup de temps à se critiquer et à se juger. Dans le centre de conditionnement physique que je dirigeais, j'avais apposé sur les pèse-personnes un autocollant sur lequel on pouvait lire « Je m'aime », et je suis certaine que la plupart des membres du centre pensaient que j'étais étrange. De nos jours, cependant, l'importance de ces messages personnels que nous nous transmettons est reconnue ; il est admis que pour opérer des transformations radicales dans sa vie, la connaissance de soi est une composante essentielle et incontournable. Il est temps de prendre pleinement conscience de la nécessité de s'aimer exactement tel que l'on est, dans l'instant présent. Et souvenez-vous que l'on dit souvent qu'à moins de s'aimer soi-même, il n'est pas possible de vraiment aimer les autres.

Auparavant, je ne me respectais pas vraiment, je mangeais et buvais trop, j'étais prise au piège d'un emploi ennuyant, mais je ne cherchais pas à m'en sortir parce que j'étais convaincue que je ne valais pas grand-chose et que donc, je ne pouvais rien faire d'autre. Cela m'a pris beaucoup de temps pour me rendre compte qu'il fallait que je devienne ma meilleure amie, parce que c'est tout simplement ce que je suis. Un meilleur ami qui vous critiquerait constamment serait-il vraiment votre meilleur ami ? Nos vrais amis nous aiment vraiment, en dépit de nos défauts ; je vais donc vous demander de vous aimer de la même manière. Il importe peu que vous soyez deux fois plus gros que ce que vous aimeriez être, que selon vous, vous ayez trop de kilos superflus, vous pouvez vous aimer tel que vous êtes, maintenant, dans l'instant, sans rien changer sauf peut-être votre attitude. Si vous éprouvez des difficultés à vous aimer, placez-vous devant un miroir et dites à l'image qu'il vous renvoie : « Je t'aime. » Répétez cette phrase au moins une centaine de fois tous les jours. C'est ce que j'ai fait il y a longtemps ; je pensais que c'était vraiment ridicule, mais j'ai persévéré, et ça marche ! Essayez.

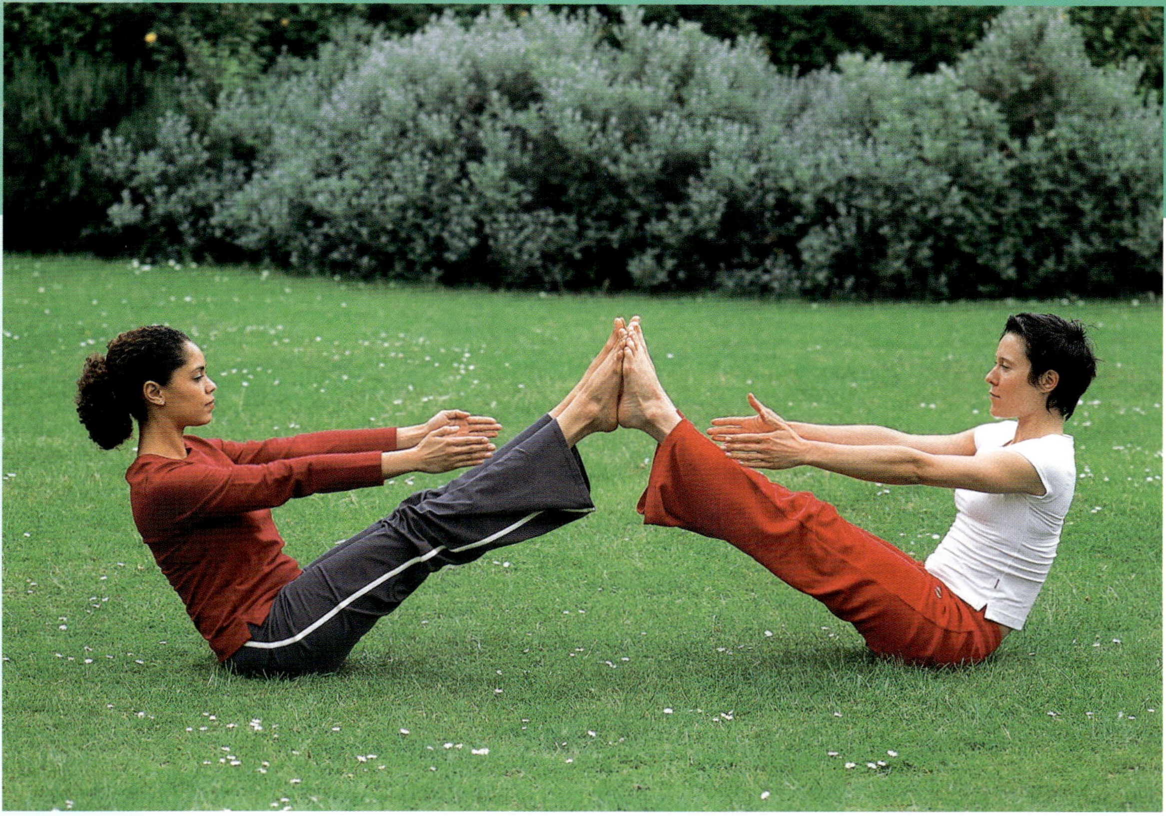

Le pardon est une notion très importante, aussi bien pour vous que pour les autres. Je suis persuadée que les émotions négatives encombrent le corps et tout encombrement psychologique entraîne un encombrement physique. Rappelez-vous que l'esprit et le corps sont étroitement liés ; si vous vous accrochez à vos émotions négatives, elles se traduiront par un encombrement physique, vous vous raccrocherez à votre excès de poids ou il vous paraîtra difficile de libérer les kilos en trop. Vous l'aurez compris, l'encombrement provoque la rétention d'eau ou de masse adipeuse, et empêche le corps de fonctionner efficacement, entraînant encore plus d'encombrement et imposant ainsi un cycle négatif. Nous ne voulons donc pas que ce schéma se produise si nous souffrons d'un surplus de poids, nous désirons que les choses se passent le plus simplement possible.

Un chemin débroussaillé

Il est important de se rappeler que notre esprit perçoit rarement les choses telles qu'elles sont vraiment. L'esprit opère en grande partie à partir d'un état de connaissances fallacieuses, et nous alimente souvent en données inexactes. Si nous ne contestons pas l'hypothèse fausse que nous émettons à notre sujet, elle devient vérité. Par exemple, lorsque vous vous regardez dans le miroir, vous regardez-vous tel que vous êtes ou vous regardez-vous selon les opinions et les jugements des autres qui traduisent ce que vous devriez être ? Les femmes en particulier souffrent de cette fausse image d'elles-mêmes, leurs actions s'appuient alors sur des informations inexactes et sont à la source d'une grande souffrance inutile. Il est essentiel de maintenir une perception claire : le succès des efforts déployés pour maigrir et le contrôle du poids en dépendent. La petite lucarne par laquelle nous nous percevons et percevons le monde qui nous entoure ne sera plus condamnée si nous nous exerçons à pardonner, aussi bien aux autres qu'à nous-mêmes.

Le pardon est l'un des plus puissants outils de sa prise en main que je connaisse, et tout ce qui nous aide à nous reprendre en main joue un rôle absolument incontournable dans notre décision de maigrir.

Bon, mais vous me direz qu'il y a deux sortes de pardon. Si votre vie est plus ou moins normale (peu importe de savoir ici ce que signifie une vie normale !), vous avez fort probablement votre propre lot de questions rattachées au pardon, certaines que vous n'avez pas tout à fait réglées, surtout celles qui se rapportent au poids. Examinons quelques exemples de questions rattachées au poids. Êtes-vous en mesure de pardonner et d'oublier :

- les enfants à l'école qui vous raillaient et vous traitaient de gros ?
- les parents qui vous disaient de manger tout ce qu'il y avait dans votre assiette même si vous n'aviez plus faim ?
- les grands-parents, les oncles et les tantes qui vous récompensaient en vous offrant des gâteaux et des bonbons ?
- les étrangers qui faisaient des commentaires désagréables sur votre taille ?
- les médias qui imposent l'idéal d'un long corps mince ?
- tous ces gens qui peuvent avaler n'importe quoi et qui ne prennent pas un gramme ?
- les activités sociales qui vous poussent à avaler beaucoup d'aliments très caloriques ?

Ces questions sont celles que je me suis posées, mais je suis certaine que vous pouvez penser à vos propres questions. Soyez honnête, et pensez à tous ces gens et à toutes ces circonstances sur lesquels vous rejetez la faute.

Asseyez-vous dans un endroit tranquille, où on ne viendra pas vous déranger, et donnez-vous la permission de leur pardonner. Pensez à chaque personne et à chaque circonstance et dites à voix haute : « Je te pardonne » ; vous pouvez également dire cette phrase silencieusement. Il arrive que cet exercice ouvre grandes les vannes de violentes émotions, et il vous faudra peut-être plusieurs mouchoirs sous la main quand vous libérerez toutes ces émotions, mais il s'agit d'une libération saine.

En revanche, si vous vous débattez avec des émotions très violentes qui se rapportent à des traumatismes ou des abus antérieurs, il vous faudra peut-être demander l'aide d'un spécialiste. Il serait également utile de lire des ouvrages sur le pardon. Pour commencer à éprouver le désir de pardonner, ils pourraient s'avérer suffisants. Lorsque je devais faire face à un tel problème, je me suis aperçue que si je demandais l'aide d'une plus grande force pour qu'elle m'aide à pardonner, je finissais par me sentir plus apaisée. Vous n'êtes pas obligé de revoir cette personne, tout simplement lui pardonner en votre for intérieur vous aidera grandement.

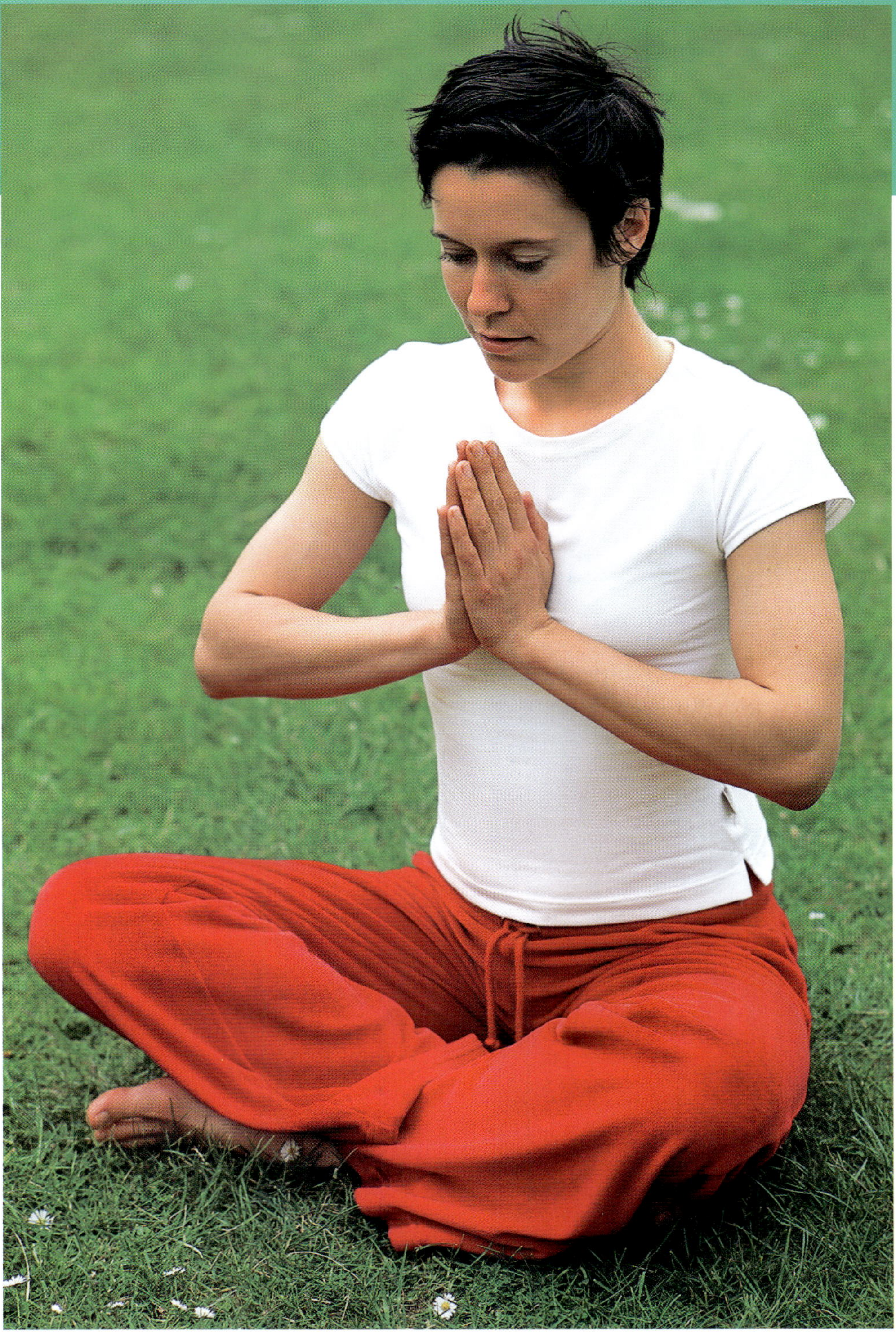

Les postures : troisième partie

Bienfaits	
Corps	Étire les muscles de la poitrine, la partie supérieure du corps et régénère la colonne vertébrale.
Esprit	Je suis impatient d'être le nouveau moi mince.
Âme	La transformation.

9. La transformation (Bhujanasana)/Le cobra

Les incurvations du dos entraînent l'euphorie et le sentiment de progression. Dans la vie de tous les jours, la plupart des mouvements que nous exécutons consistent à se pencher vers l'avant ; la plupart des activités que nous effectuons se font avec le devant du corps : être assis à un bureau, tenir un bébé dans les bras, écrire, exécuter les travaux domestiques, préparer les aliments, cuisiner. C'est pourquoi les incurvations du dos permettent de rééquilibrer le corps.

1 Allongez-vous sur le ventre, le front collé au tapis ; marquez un temps de pause. Posez les mains au sol, les doigts vers l'avant, à la même hauteur que les épaules. (Si vous exécutez cette posture pour la première fois, posez les mains 30 cm (1 pi) devant les épaules et, au cours des semaines suivantes, rapprochez-les progressivement des épaules.) Les pieds sont rapprochés ; contractez légèrement les fesses.

2 Inspirez ; levez la tête et les épaules sans pousser sur les bras. Ce mouvement permettra de renforcer le dos. Ensuite, en poussant sur les bras, placez-vous de façon à sentir une incurvation de la colonne vertébrale ; les hanches sont toujours collées au sol. Les coudes doivent être souples (c'est-à-dire qu'ils ne sont ni raides ni verrouillés).

- Maintenez cette position pendant 7 cycles de respiration. (Moins si vous êtes débutant.) Les épaules sont détendues, les coudes sont près du corps et le menton est parallèle au sol. Reprenez deux fois ; maintenez la position pendant 2 cycles de respiration si cela vous est plus facile.
- Respirez normalement. Reconnaissez que vous êtes prêt à vous transformer et à changer. Le changement fait toujours peur et même si l'idée d'obtenir la taille souhaitée est une idée merveilleuse, elle peut être quelque peu effrayante. Affirmez que vous êtes prêt à dépasser cette peur et acceptez toutes les répercussions et la responsabilité qui découleront de votre nouvelle taille.
- Lentement, ramenez le corps au sol et détendez-vous.

1

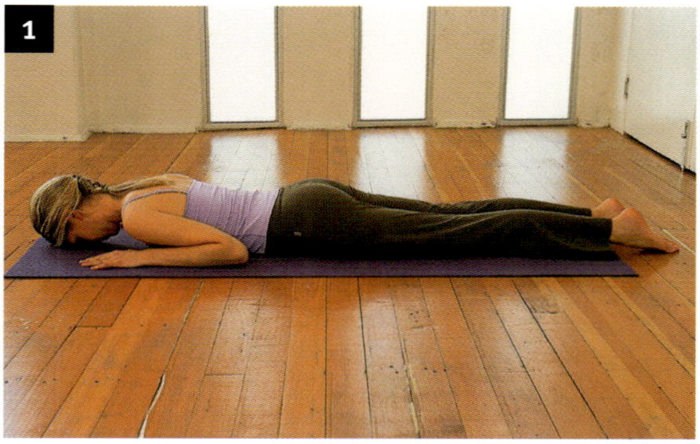

2

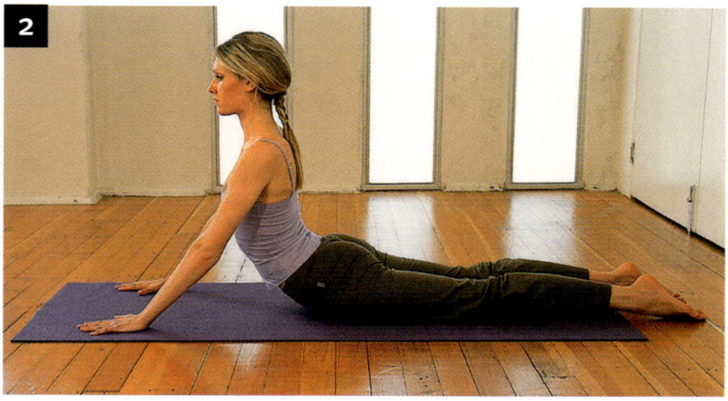

Bienfaits

Corps	Libère la tension des épaules et des hanches.
Esprit	Je suis parfait tel que je suis.
Âme	L'amour inconditionnel.

10. L'enfant (Balasana)

1 Agenouillez-vous, les fesses sur les talons, les orteils à plat sur le tapis.

2 Lentement, courbez-vous vers l'avant, le front au sol. Si cela est plus confortable, posez un coussin au sol.

- Posez les bras sur le sol ; relâchez-les, le dos des mains au sol. Les fesses doivent tendre vers les talons et les orteils doivent être à plat au sol.
- Prenez conscience de votre respiration. À mesure que vous inspirez, votre ventre se détend ; quand vous expirez, il se contracte. Gardez cette position pendant 4 à 7 cycles de respiration.

3 Pour quitter cette position, relevez-vous lentement, redressez l'abdomen et, finalement, redressez les épaules et la tête.

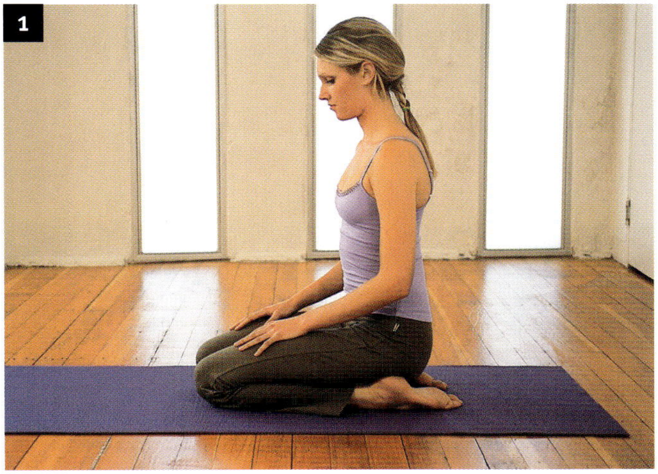

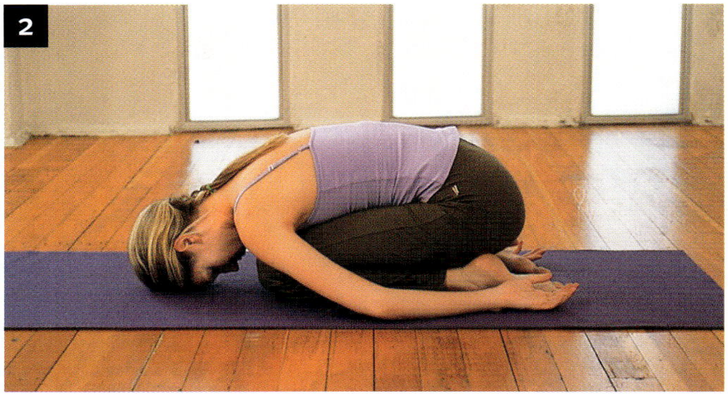

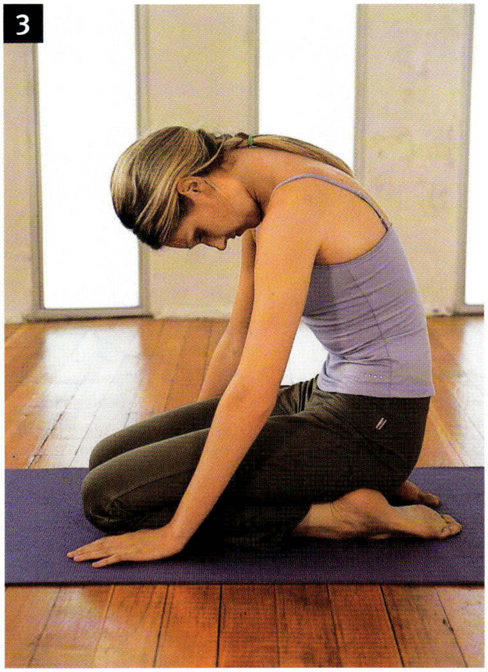

Bienfaits	
Corps	Masse la partie supérieure du corps, relâche toute la tension emmagasinée dans le corps.
Esprit	Je m'aime.
Âme	Le pardon.

11. L'étreinte

À quand remonte la dernière étreinte reçue ou donnée ? Vous vous sentiez bien, n'est-ce pas ? Notre corps aime être étreint, il aime surtout s'étreindre. Eh bien, maintenant, vous allez vous étreindre longuement.

1 Allongez-vous le dos au sol, les genoux pliés, les pieds posés à plat au sol, parallèles aux hanches.

2 Enveloppez-vous, de façon à ce que les bras recouvrent et tiennent les épaules ; les coudes sont dirigés vers le plafond.

3 Marquez un temps d'arrêt ; puis contractez les muscles du ventre ; les pieds, les jambes et le bassin sont immobiles. Commencez à balancer les coudes, d'un côté puis de l'autre. Regardez toujours le plafond ; soyez conscient que la partie supérieure du corps se fait masser et que la colonne vertébrale se fait bercer et s'apaise. Recommencez l'exercice 7 fois de chaque côté.

- Restez allongé dans la posture de régénération (voir pages 24-25), pendant 2 cycles de respiration ; recentrez-vous de façon à sentir que vous êtes dans le moment présent.

CONSEIL : Reconnaissez votre valeur, aimez-vous et estimez-vous : si vous ne le faites pas, vous ne permettrez à personne de le faire.

1

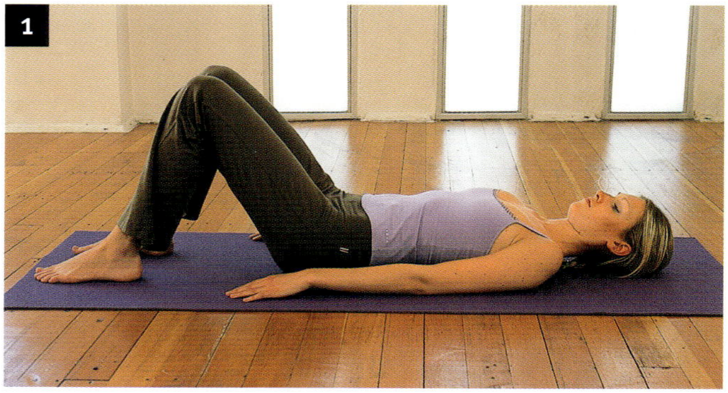

2

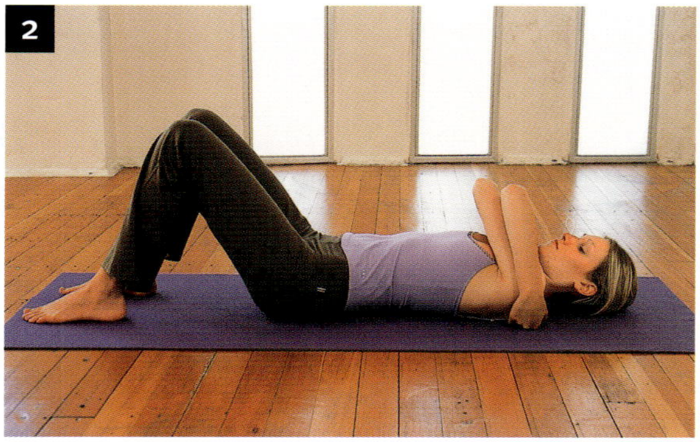

3

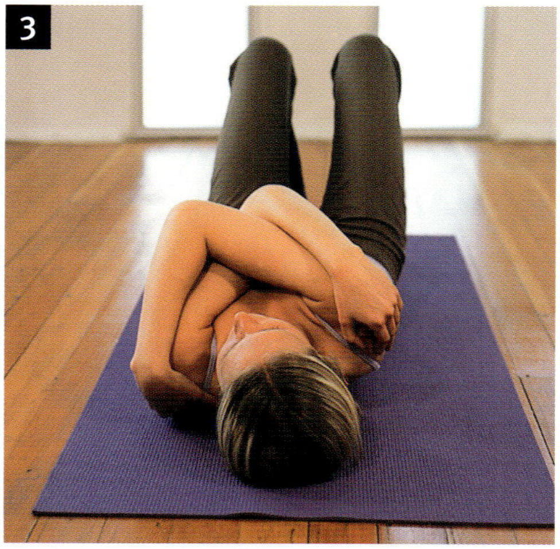

Bienfaits	
Corps	Accroît la flexibilité de la colonne vertébrale et optimalise le fonctionnement de la glande thyroïde.
Esprit	Je suis ouvert à de nouveaux modes de pensée.
Âme	Le soutien.

12. Le pont (Uttana Mayurasana)

1 Allongez-vous sur le dos, les pieds au sol, écartés et parallèles aux hanches ; ramenez les talons vers les fesses.

2 Les bras au sol, les paumes sur le tapis, décollez lentement les fesses du sol. Une fois que vous avez atteint la hauteur maximale, marquez un temps d'arrêt ; la colonne vertébrale doit être arquée et les hanches tendues vers le plafond, aussi haut que possible.

3 À mesure que vous inspirez et expirez, sentez les muscles de l'abdomen se lever et s'abaisser. Quand vous êtes prêt, abaissez la colonne vertébrale en commençant par le bas du dos, puis poussez les fesses en direction des talons.

- Tendez les jambes et ne bougez plus pendant quelques secondes.

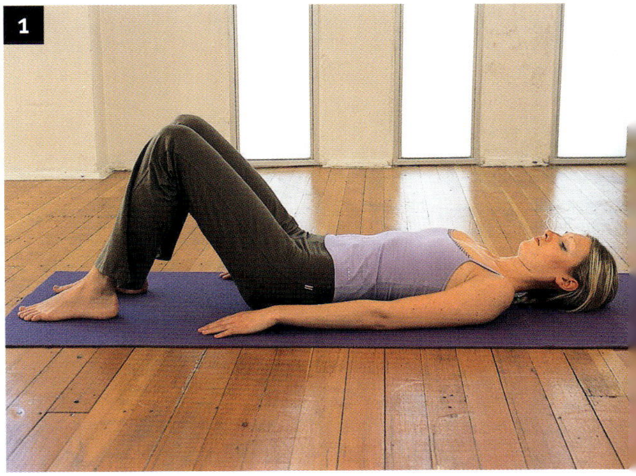

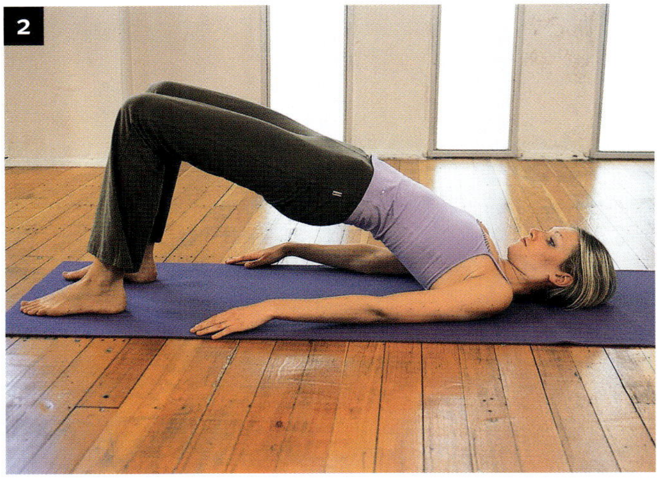

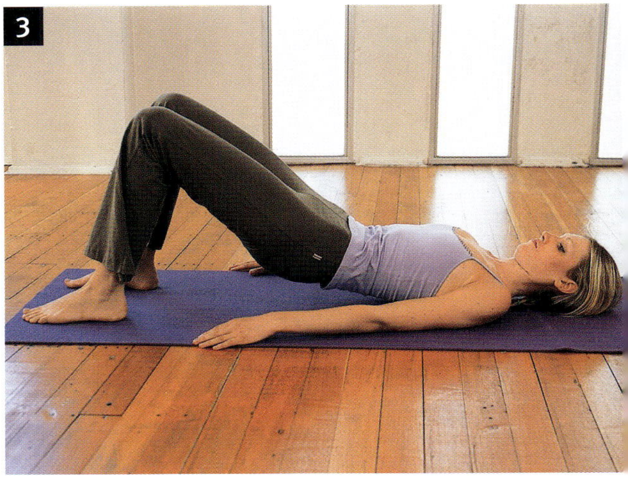

7 Croire en soi

Dans les chapitres précédents, nous avons abordé la question de notre nature véritable et celle de notre apparence. Cet aperçu de notre véritable moi nous aide à nous sentir maître de notre vie puisque nous ne regardons plus les choses sous l'angle du poids. Je vous propose un exemple de ce que j'avance. Avant de réussir à transformer ma perception, j'étais sincèrement convaincue que lorsque j'étais dans mon cycle menstruel, je prenais 15 kg en un jour. J'en étais vraiment persuadée, perdue dans mes illusions ; puis, un jour, j'ai demandé à mon mari, Pete : « Ai-je vraiment grossi de 15 kg depuis hier ? » Bien évidemment, sa réponse fut claire et nette : « Non ! Tu souffres peut-être de rétention d'eau, mais il est impossible que tu aies pris 15 kg en un jour ! » La question qu'il faut donc se poser, c'est : « Est-ce que c'est vraiment vrai ? »

Être maître de sa vie signifie voir les choses telles qu'elles sont, tourner le dos à un mode de pensée fallacieux et au sentiment de panique qui vous envahit lorsqu'il vous semble que vous avez perdu le sens des réalités. Si vous respectez le programme *Yoga minceur*, vous commencerez à vous sentir maître de votre vie. Chaque jour, faites les exercices que je vous propose, pendant un mois, avec amour, foi et détermination. Il s'agit de vous engager, vous ne pouvez pas vous permettre de faire des exceptions, ne sautez de séances que si vous êtes malade ou qu'il est absolument impossible de faire du yoga à cause d'une journée trop chargée.

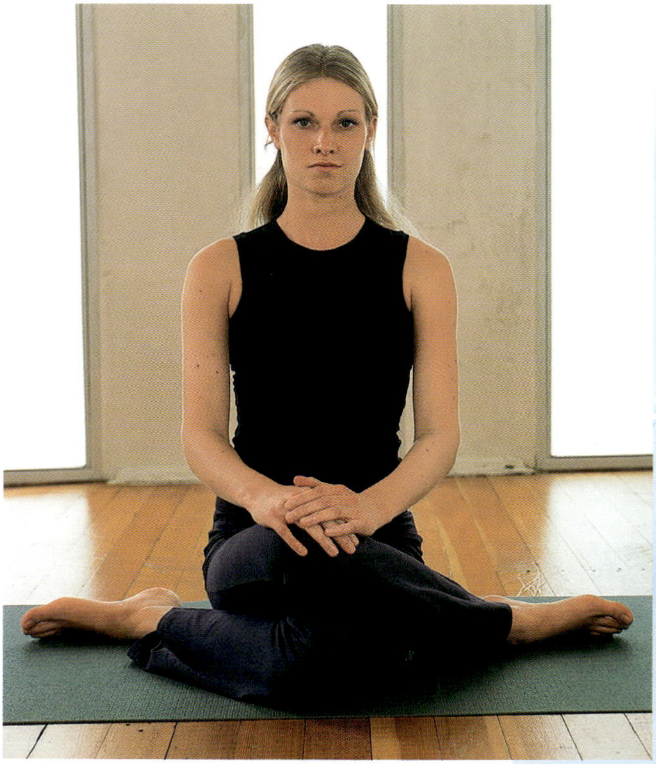

Des croyances restrictives

La grande majorité des individus véhiculent des croyances très ancrées sur eux-mêmes et sur ce qui est bon ou pas, surtout quand il s'agit de nourriture et d'amaigrissement. Malheureusement, la plupart de ces croyances prennent la forme de croyances subconscientes que vous ne soupçonnez même pas et qu'il est par conséquent difficile de remettre en question.

Nombre de ces croyances résultent d'un conditionnement ou d'un héritage, elles ne sont jamais remises en question ; elles naissent automatiquement sans que vous le remarquiez. En revanche, si vous ne les remettez pas en question, elles deviennent vérités, elles se transforment en convictions. Il se peut que dans le passé vous ayez essayé de maigrir sans y être parvenu, mais le postulat de départ, « Je ne peux pas maigrir », était-il vérifié ? Ces croyances restrictives modèlent votre comportement. Par exemple, si vous croyez que la nourriture vous réconforte, vous mangerez pour vous réconforter. Songez à présent à trois croyances restrictives qui sont ancrées en vous. Si vous avez besoin de sentir que vous n'êtes pas seul à reproduire ce schéma, voici quelques croyances que mes élèves et moi avons mises à jour :

- Je ne peux pas aller au restaurant sans prendre de poids.
- Je prends toujours du poids pendant les vacances.
- Il me suffit de regarder un biscuit pour prendre du poids.
- Un petit verre ne peut pas me faire de mal.
- Il faut que je finisse tout le paquet sinon les biscuits seront rancis.
- À quoi servent mes efforts puisque perdre du poids est difficile et que je n'y arrive jamais ?

Inscrivez sur une feuille de papier vos propres croyances restrictives, trois au moins ; ensuite, préparez un petit rituel pour les remettre en question et vous en débarrasser. L'esprit aime les rituels ; ils attirent l'attention sur ce que vous

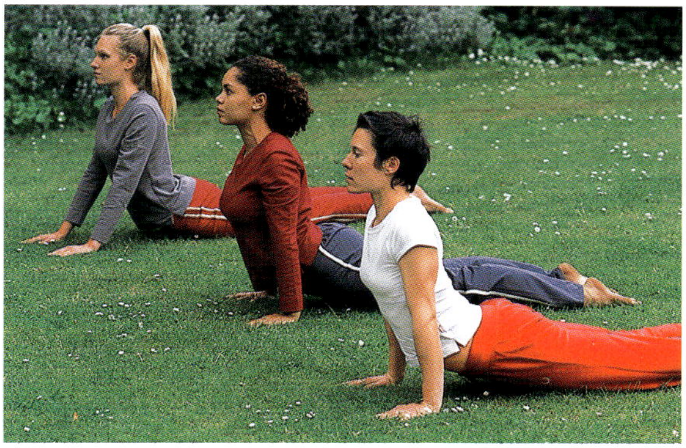

faites et sur vos intentions. Après avoir effectué cette petite cérémonie, froissez la feuille de papier, brûlez-la, jetez-la dans les toilettes ou déchirez-la en très petits morceaux. À voix haute, dites que ces croyances restrictives ne vous empêcheront plus de partir en quête de votre idéal.

La peur

La peur d'être gros et de grossir nous empêche d'être mince. Il est utile d'accepter et de comprendre que l'on a peur. Nous n'aimons pas admettre que nous avons peur, mais être en mesure de se l'avouer est très libérateur. J'ai remarqué que plus j'avais peur de prendre du poids, plus je grossissais. En soi, ce cercle vicieux était très stressant, et par conséquent, je mangeais encore plus. Faites bien attention à la peur et à la façon dont elle vous encourage à manger. Évitez autant que possible de vous mettre dans des situations qui vous font peur, qu'il s'agisse de se peser trop souvent, de ne pas avoir le courage de refuser des aliments hypercaloriques au cours d'activités sociales,

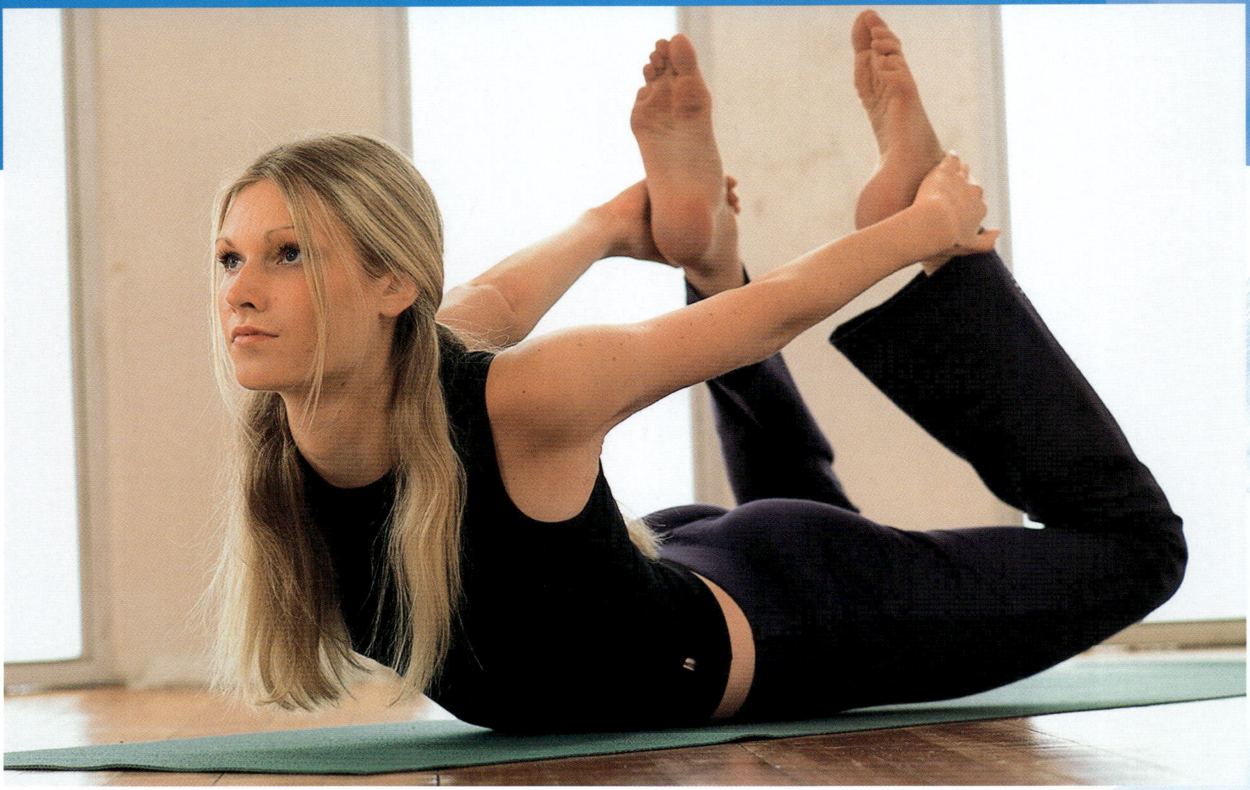

d'être sans cesse poussé dans le dos au travail ; même un simple tour de manège à la foire peut déclencher une décharge d'adrénaline qui vous poussera à manger. Le programme *Yoga minceur* vous aide à être plus fort, physiquement, mentalement et spirituellement ; la peur n'est plus un défi.

La volonté

J'ai entendu de nombreuses femmes dire : « Je n'ai aucune volonté. » Elles élèvent leurs enfants, elles ont un emploi très exigeant, elles entretiennent une relation amoureuse, une maison, mais tout simplement parce qu'elles ne réussissent pas à rester minces, elles en concluent qu'elles n'ont aucune volonté. Si vous vous reconnaissez, essayez de transformer ce message pour qu'il devienne : « Rester mince est un gros défi, mais j'y arriverai ! » Ne nous berçons pas d'illusions : perdre du poids et respecter un programme de remise en santé représentent de sérieux défis ; nous sommes constamment bombardés de publicités mettant en vedette des gens minces qui avalent de grandes quantités de nourriture et qui ne prennent pas un gramme, aussi bien à la télévision que dans les magazines. Sans parler des tentations qui nous attendent à chaque détour des rayons des magasins et des supermarchés, les friandises, bonbons, chocolats qui semblent nous interpeller. Il est temps de rééquilibrer les choses. Pensez à tous les aspects de votre vie où vous faites preuve d'une immense volonté. Évoquez au moins deux aspects et inscrivez-les sur une feuille de papier.

Avant d'apporter mon support à quelqu'un, je demande toujours à cette personne d'inscrire sur une feuille de papier ce qu'elle a accompli dans la vie, qu'il s'agisse d'avoir appris à conduire, d'avoir obtenu une promotion ou de pratiquer un sport ou un passe-temps. Examinez en détail votre vie jusqu'à présent, et inscrivez ci-dessous cinq choses que vous avez accomplies, dont vous êtes fier ou qui vous sont agréables ; vous verrez qu'en réalité, vous avez fait preuve d'une immense volonté pour y parvenir.

Les postures : quatrième partie

Bienfaits

Corps	La colonne vertébrale devient plus flexible.
Esprit	J'élimine toute pensée négative.
Âme	La béatitude.

13. Torsion genoux collés (Supta Parivartanasana I)

Cette posture vous permettra de croire davantage en vous.

1 Allongez-vous sur le dos. Ramenez les genoux collés ensemble vers la poitrine.

- Tendez les bras latéralement, à la hauteur des épaules, les paumes au sol.

2 Lentement, baissez les genoux vers un côté, le plus bas possible ; les épaules touchent toujours le sol et les genoux sont toujours ensemble. Tournez le regard dans la direction opposée aux genoux. Marquez un temps de pause et ne bougez plus pendant 4 à 7 cycles de respiration.

- Recommencez de l'autre côté ; puis, revenez au centre et allongez les jambes au sol.

1

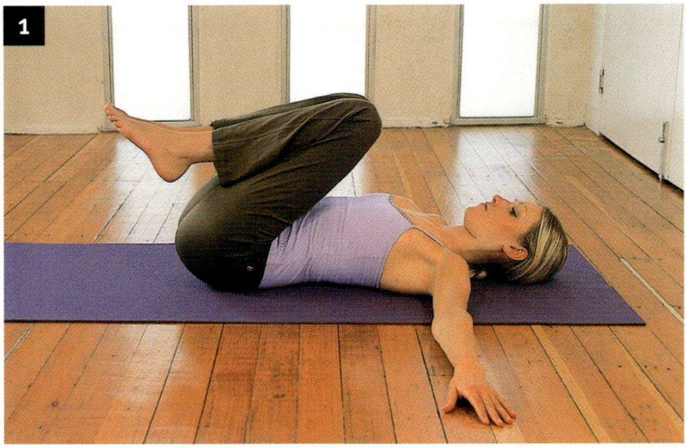

2

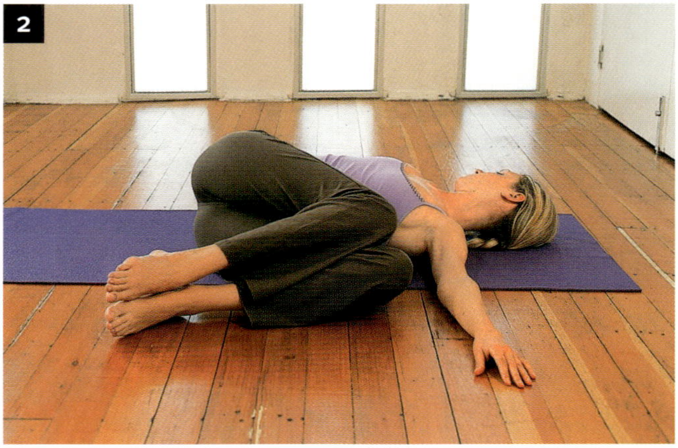

Bienfaits	
Corps	Purifie le corps.
Esprit	Je vois les choses clairement.
Âme	La purification.

14. Torsion, un genou fléchi (Supta Parivartanasana II)

J'aime beaucoup cette posture et si je devais en choisir une seule à pratiquer sur une île déserte, c'est pour celle-ci que j'opterais.

1 Allongez-vous sur le dos ; assurez-vous que le corps est bien symétrique.

- Détendez la tête.
- Posez le pied droit sur le genou gauche et tournez le genou à gauche. Les épaules doivent être à plat au sol. Vous pouvez poser délicatement la main gauche sur la cuisse droite, mais soyez prudent, n'exercez pas trop de pression sur la cuisse.
- Tendez le bras droit latéralement, de façon à ce que la main soit parallèle à l'épaule, la paume de la main vers le haut. Regardez votre main droite.
- Marquez un temps de pause pendant environ 7 cycles de respiration.
- Revenez au centre, détendez-vous au sol, toujours allongé, et une fois encore, vérifiez la symétrie de votre corps.
- Recommencez de l'autre côté.

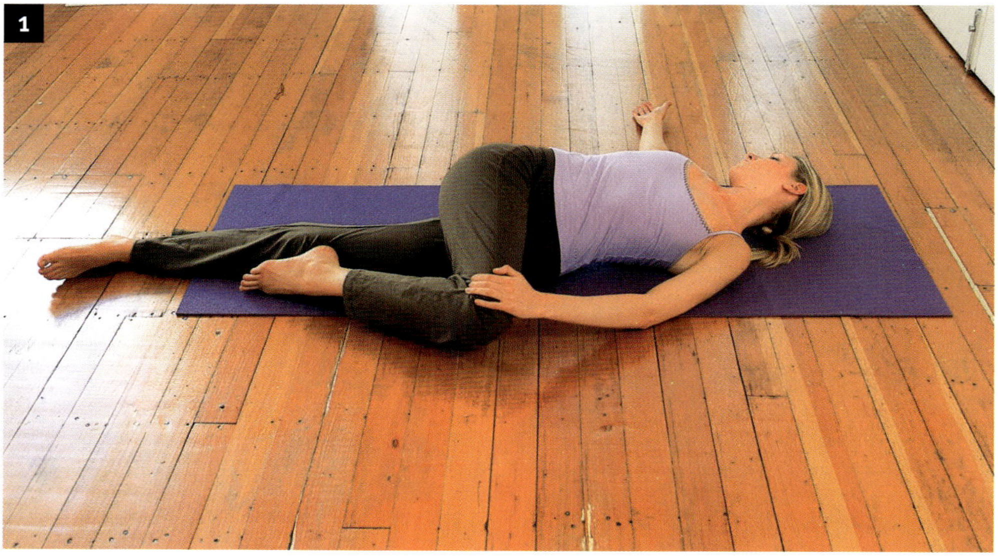

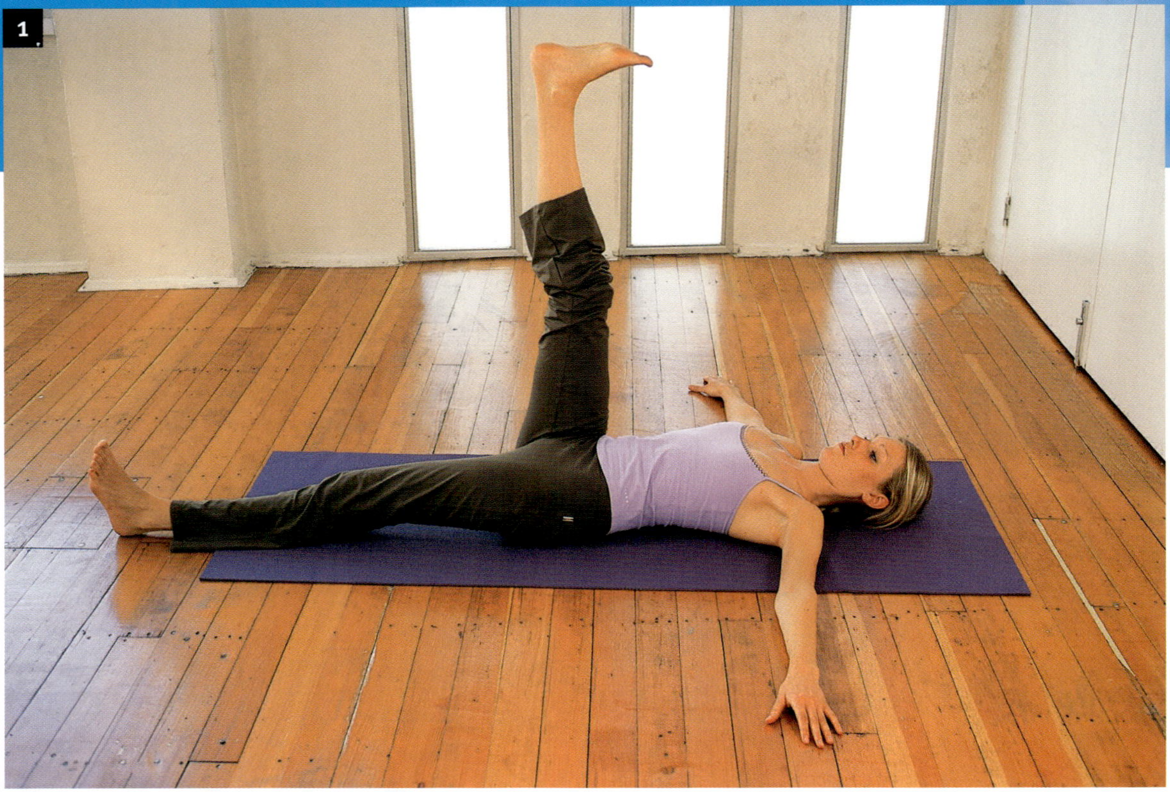

15. Élévation de la jambe tendue en croix de Malte (Supta Padagusthasana)

Lorsque vous exécutez cette posture, laissez votre esprit faire le travail, mettez-le aux commandes. Laissez votre esprit soulever la jambe, et soyez-en conscient.

1 Allongez-vous sur le dos, les jambes tendues, les bras tendus latéralement à la hauteur des épaules, les paumes à plat au sol. Levez la jambe droite tendue à la verticale si vous pouvez, sinon levez-la le plus haut possible ; le bas du dos doit rester aplati au sol. Si vous désirez ajouter un élément de difficulté, ne poussez pas sur le talon.

- Le dos aplati au sol, concentrez-vous et exercez-vous à contrôler votre esprit, l'empêchant de vagabonder. Lorsque vous exercez un contrôle conscient sur votre esprit au cours de l'exécution des postures, vos « muscles de choix » amorphes apprennent à choisir sans effort les aliments sains dont votre corps a besoin et les portions adéquates. C'est lorsque nous sommes pleinement conscients de sa force que l'esprit nous aide le plus.

Bienfaits	
Corps	Tonifie et équilibre les muscles du bas du corps.
Esprit	Je suis résolu et je suis fort.
Âme	Le rayonnement.

2

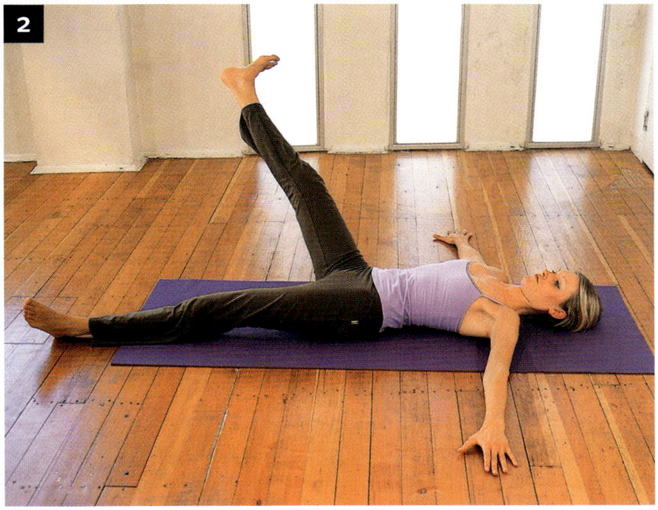

3

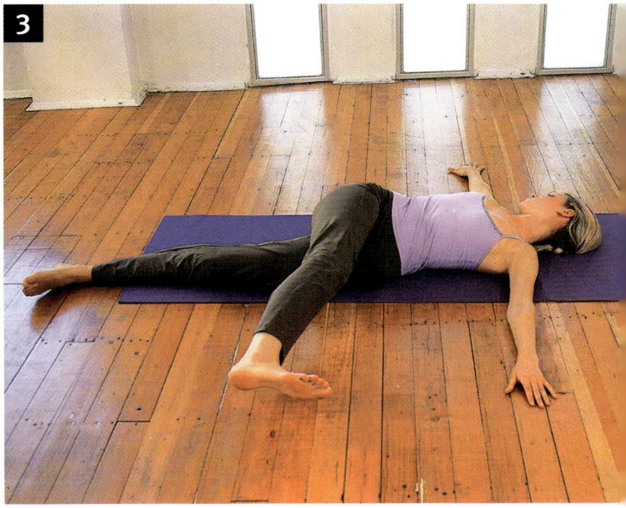

2 La jambe levée toujours tendue, baissez-la lentement vers le sol, du côté droit, aussi près du sol que possible. Assurez-vous que la fesse gauche est toujours à plat au sol, qu'elle ne se lève pas ; les hanches doivent être parallèles au sol. Si vous désirez ajouter un élément de difficulté à la posture, fléchissez le pied droit. La tête est centrée, et regardez devant vous ; vous pouvez également regarder vers la main qui est dans le sens opposé à la jambe baissée.

- Inspirez, levez la jambe à la verticale et baissez-la lentement vers le sol, le pied toujours fléchi. Répétez la posture de l'autre côté.

CONSEIL : N'oubliez jamais que l'esprit peut être votre pire ennemi ou votre meilleur ami.

8

La communication constructive

Tout ce que nous disons ou pensons se répercute sur notre comportement, consciemment ou inconsciemment. Vous aurez souvent entendu ou lu, dans des articles de magazines spécialisés en santé et en bien-être, cette phrase : « Dites-moi ce que vous mangez et je vous dirai qui vous êtes. » Bien, et si nous élargissions ce principe en affirmant : « Dites-moi ce que vous dites et je vous dirai qui vous êtes ? » Si ce principe se vérifiait, selon vous, quelles seraient les conséquences ? Analysons comment ce principe s'intégrerait à une nouvelle image de soi.

La communication positive

La communication positive est source d'inspiration ; elle nous permet d'avoir une attitude positive et de ne pas faire fausse route. Mais vous connaissez sans doute davantage le concept opposé, la communication négative, celle que nous adoptons pour nous saboter, involontairement la plupart du temps. Je vous demande de réfléchir à ce qui sort de votre bouche (et non à ce que vous y faites entrer, principale idée maîtresse de la plupart des autres programmes d'amincissement). J'ai d'abord remarqué ce concept de communication positive, et m'y suis par la suite intéressée lorsque j'accueillais les personnes qui venaient s'exercer dans mon centre de conditionnement physique. Très souvent, la première chose qu'elles disaient en franchissant le seuil du centre se résumait à : « Bonjour, quel temps de chien ! » Bien sûr, elles parlaient du temps qu'il faisait, mais inconsciemment cette phrase anodine était déprimante. J'en eus assez et décidai de la transformer, et donc, je finis par répondre : « Oui, il pleut, mais quelle belle journée ! » La perplexité se peignit sur certains visages, certaines personnes me regardaient deux fois plutôt qu'une et finissaient par rire parce qu'elles comprenaient que le message qu'elles transmettaient était négatif. Je remets toujours en question le langage négatif, et aujourd'hui, à vrai dire, rien ou très peu ne sort de ma bouche qui ne soit positif ou conforme aux faits. La seule exception bien sûr, c'est quand ce que je dis est vrai, et par conséquent, c'est acceptable. Une autre de mes bêtes noires, ce sont les phrases de salutation que nous prononçons lorsque nous rencontrons des amis ou des connaissances, cette vieille phrase de secours : « Comment ça va ? » et son inévitable réponse : « Bof, ça va. » Il n'est donc pas surprenant que nous nous sentions toujours plus ou moins démoralisés. « Bof, ça va » n'est pas une phrase très positive. La prochaine fois qu'on vous demande comment vous allez, pourquoi ne pas essayer de répondre : « Je frôle le bonheur ! » Vous verrez à quel point vous vous sentirez vivant, et à quel point vos interlocuteurs se sentiront vivants. Votre mode de conversation en sera bouleversé, et vos interlocuteurs prendront le temps de se demander si vous êtes tombé sur la tête !

Nous avons tous de petites phrases que nous plaçons ici et là sans même s'en rendre compte, sans même s'apercevoir que nous les employons très fréquemment. Afin d'éliminer les plus négatives d'entre elles, j'ai dressé la liste de celles qui se rapportent à la minceur et que je vous encourage à éliminer de votre vocabulaire pour toujours. Lorsque

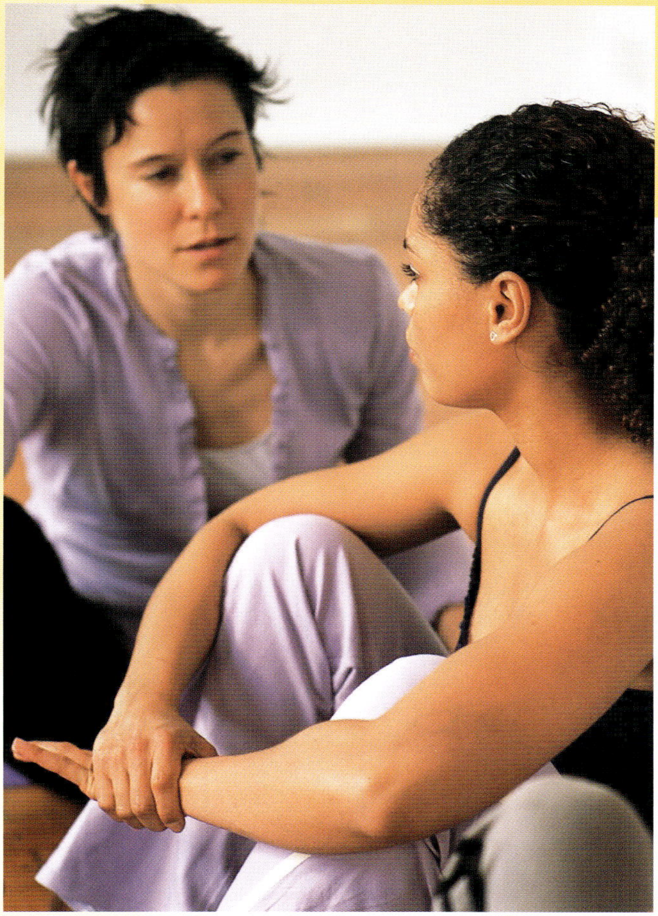

vous prononcez l'une des phrases suivantes, il serait bon de vous demander : « Est-ce vraiment vrai ? »

- « Je crève de faim » : souvenez-vous que votre corps vous écoute, et si vous répétez sans cesse cette phrase, il vous prendra au mot et vous aidera en vous poussant à manger pour rééquilibrer cet énoncé.
- « Si je ne mange pas bientôt, je vais mourir » : un message très puissant qui pousse à manger dans l'immédiat, et à manger tout ce qui vous tombe sous la main. Ce n'est assurément pas un bon message à transmettre !
- « Je donnerais n'importe quoi pour un morceau de chocolat » : vraiment ? Pensez à quelque chose qui vous est précieux, un morceau de chocolat en vaut-il vraiment le prix ?
- « Je ne suis pas fait pour les régimes » : c'est probablement la meilleure façon de vous ouvrir à l'échec que vous puissiez imaginer. Si vous pensez réellement ne pas être fait pour suivre des régimes, alors effectivement vous avez raison.
- « Chaque régime que j'essaie de suivre échoue » : le résultat est garanti si vous vous répétez cette phrase constamment.
- « Je pars en vacances, je vais donc nécessairement prendre quelques kilos » : résultat garanti une fois de plus.
- « Je n'ai pas été très sérieux » : ce qui signifie habituellement que vous avez trop mangé, et que vous cherchez un moyen de vous punir. C'est triste parce que vous êtes sérieux, vous êtes quelqu'un de bien, qui éprouve en cet instant précis des difficultés, qui a trop mangé parce qu'il a fait fausse route.
- « Je suis anéanti » : comment et pourquoi exactement ? Pouvez-vous comprendre qu'en apprenant vraiment à gérer vos sentiments, vous pourriez dire plutôt : « J'ai bien travaillé et je suis vraiment fatigué, je ne suis pas prêt à recommencer à travailler et à être stressé de cette façon. » Vous serez plus conscient de l'état dans lequel vous vous trouvez et moins tenté d'attraper une friandise sucrée pour vous donner du tonus et accroître votre faible niveau d'énergie.

Vous reconnaissez peut-être ces phrases, vous en employez peut-être d'autres qui vous sont propres. Inscrivez-les maintenant sur une feuille de papier et transformez-les en phrases positives. Elles pourront paraître et sonner faux au début, mais elles deviendront vite automatiques, pour vous et les autres autour de vous. Vous vous sentirez plus heureux, plus optimiste, et vous sortirez triomphant du programme *Yoga minceur*, ce qui aura des répercussions sur tous les aspects de votre vie.

Les postures : cinquième partie

16. La chandelle (Sarvangasana)

N'exécutez pas cette posture si vous êtes enceinte ou si vous êtes dans votre cycle menstruel, si vous souffrez de problèmes cardiaques, d'hypothyroïdie, d'hypertension artérielle, de problèmes aux yeux ou aux oreilles, qui pourraient s'aggraver à la suite d'une pression supplémentaire. Si vous n'avez jamais pratiqué cette posture auparavant, posez une couverture enroulée sous les épaules (pas sous la tête) pour ne pas froisser les muscles du cou. Si cette posture vous semble quelque peu difficile, allongez-vous et posez les pieds au mur ou sur une chaise.

Cette posture vous aidera à faire face à la réalité, vous verrez en effet votre ventre qui pend. Vous pourriez penser que le problème est de taille. Mais non, pas du tout. Quand vous verrez moins de ventre pendre, et cela se produira assurément lorsque vous aurez complété ce programme, vous vous rendrez compte que ce problème n'était pas insurmontable. On dit souvent de cette posture qu'elle est la mère de toutes les postures, parce que tout comme une mère apporte joie et harmonie dans une maison, cette posture apporte joie et harmonie dans le corps.

1

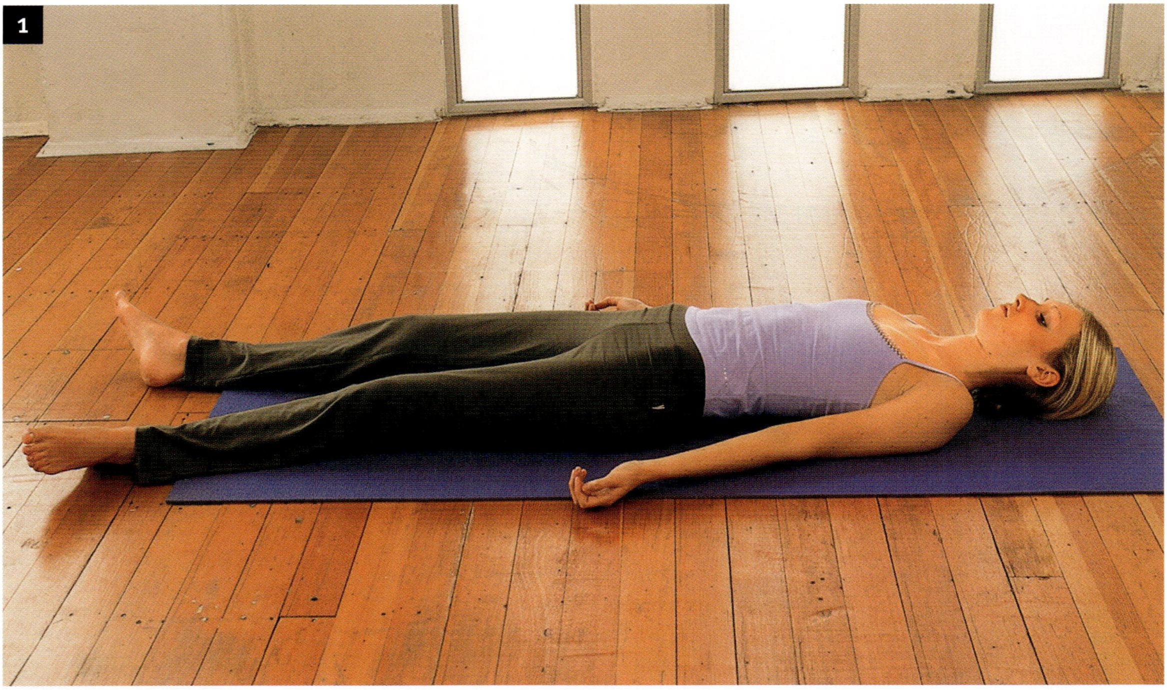

Bienfaits

Corps	Tout le corps est actif.
Esprit	Je m'accepte et accepte les autres sous tous les angles.
Âme	La vérité et la perception.

1 Allongez-vous sur le dos, les jambes allongées, les bras le long du corps.

- Tournez les mains de façon à ce que les paumes soient à plat sur le tapis ; puis, en vous appuyant sur les bras et les mains, pliez les genoux et soulevez lentement les fesses, les hanches et le reste du corps.
- Posez les mains sur les hanches, en vous appuyant sur les coudes et les bras au sol. Tendez les jambes à la verticale.
- Le corps repose confortablement sur les épaules, la nuque et les bras. Détendez-vous, et laissez le sentiment d'affirmation (positivité) couler dans le corps et l'esprit. Le menton est bien rentré dans la poitrine : c'est important parce que cela permet à la glande thyroïde de fonctionner efficacement, de façon optimale, élément important du contrôle du poids.
- Concentrez-vous de façon à ce que la poitrine tende vers le menton et non l'inverse.
- Sortez de la position en pliant les genoux, en posant les mains au sol, les paumes tournées vers le sol, pour soutenir le corps et ainsi le baisser lentement.

2

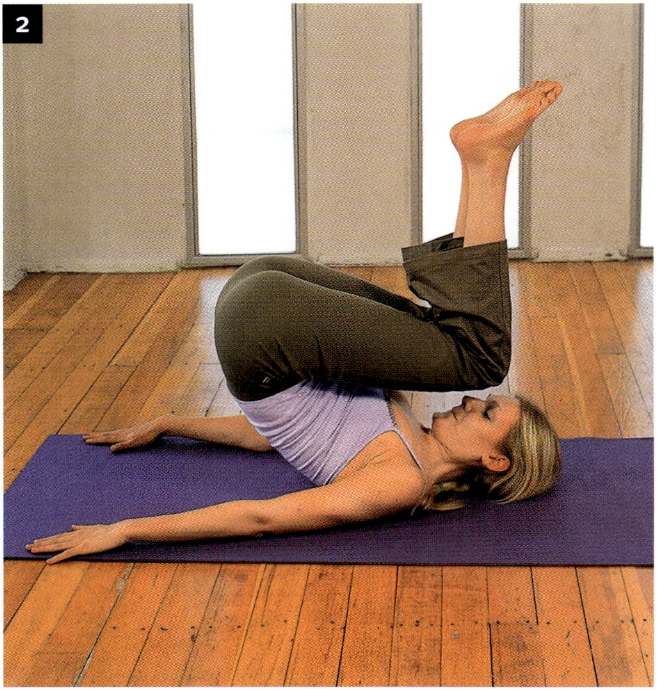

3

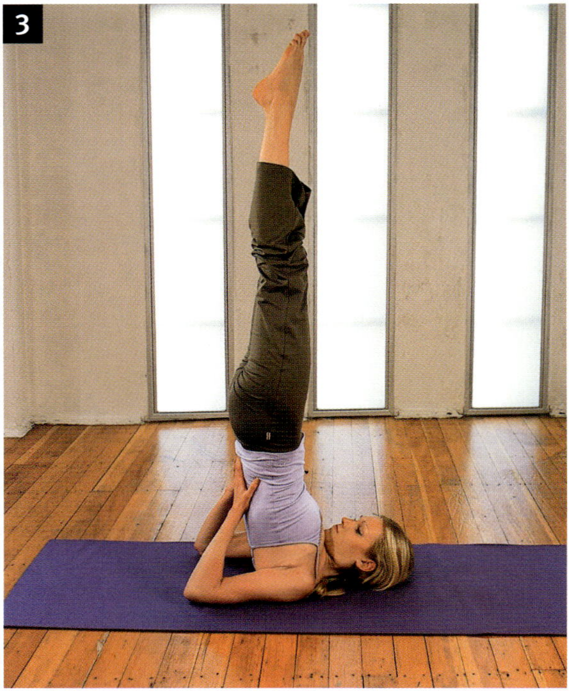

17. Étirements du cou (Brahma Mudra)

Si je devais vous encourager à ne faire qu'un seul exercice qui vous permettrait d'être mince pour toute la vie, ce serait celui-ci : vous exercer à tourner la tête d'un côté puis de l'autre tout en disant non, surtout lorsque vous faites face à des choix alimentaires qui ne sont ni utiles ni sains. Essayons de faire cet exercice assis dans une des postures les plus classiques du yoga.

1 Asseyez-vous les jambes croisées, la colonne vertébrale droite. Posez délicatement les mains sur les genoux.

2 Inspirez et, à mesure que vous expirez, tournez la tête à gauche ; lorsque vous êtes prêt, inspirez et revenez au centre.

- Recommencez l'exercice en tournant la tête à droite. Faites l'exercice 3 fois de chaque côté, et tout en le faisant, imaginez-vous dans une situation où vous auriez aimé dire non, et où vous avez accepté un autre verre de vin ou un autre morceau de gâteau parce que jusque-là, vous n'aviez pas suffisamment de volonté ; maintenant, vous en avez.

1

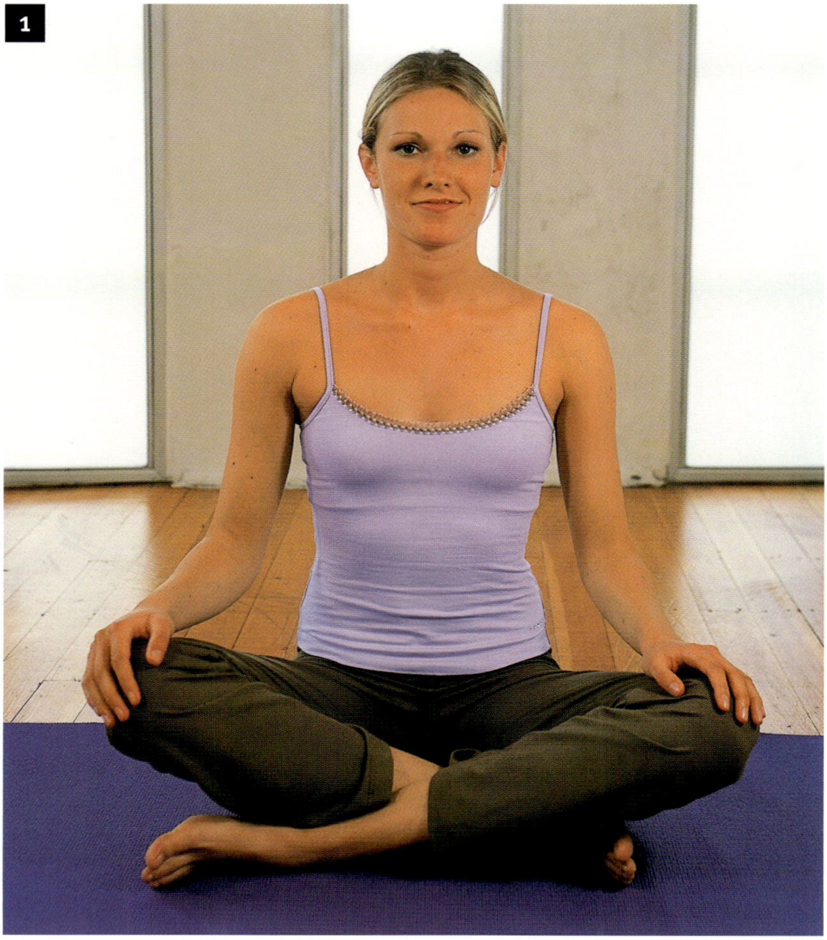

Bienfaits

Corps	Libère la tension des muscles du cou et aide à tonifier les muscles du « non » endormis (muscles de choix).
Esprit	Il est acceptable de dire non.
Âme	Le discernement.

2

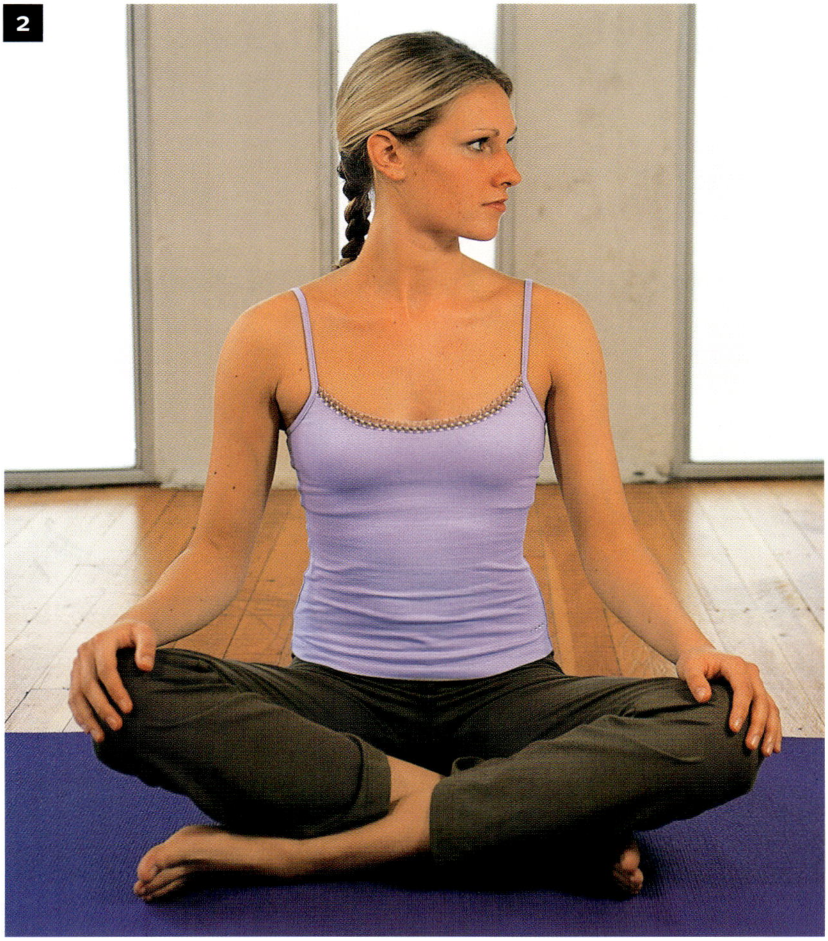

9 S'épanouir

L'un des aspects importants du développement personnel consiste à définir ses valeurs fondamentales et à s'y conformer dans la vie de tous les jours. Une valeur, c'est une qualité vers laquelle l'on se sent naturellement attiré, que l'on est prêt à adopter ou endosser sans effort. Si vous vivez conformément à vos valeurs, vous vous sentirez épanoui et en harmonie avec la vie. Lorsqu'on est plus jeune, on a davantage conscience des valeurs qui sont importantes, mais en vieillissant, on a tendance à les oublier. Pour être épanoui, et pour réussir à maigrir, il est important de retrouver ces valeurs et de vivre en conséquence ; tout simplement parce qu'une vie vécue selon des valeurs claires sera tellement gratifiante que le besoin d'attraper des aliments pour se sentir comblé ne se fera plus sentir ; vous vous sentirez épanoui, comblé, sainement.

VALEURS FONDAMENTALES

Aventure	Améliorer	Se sentir bien	Être amusé	Bonté
Risque	Faciliter	Être avec	Sports	Amour inconditionnel
Audace	Fournir	Être en contact	Faire des liens	Enseigner
Rechercher	Aider	Mener	Être rattaché	Éduquer
Expérience	Créer	Guider	Famille	Instruire
Beauté	Concevoir	Influencer	Communauté	Informer
Attrait	Inventer	Régir	Prendre soin	Élever
Charme	Imaginer	Persuader	Sensible	Expliquer
Splendeur	Planifier	Encourager	Tendresse	Gagner
Catalyseur	Construire	Spécialiste	Soutien	Accomplir
Répercussion	Inspirer	Surpasser	Compassion	Triomphe
Encourager	Découvrir	Excellence	Répondre	Attirer
Influencer	Apprendre	Établir une norme	Spiritualité	
Stimuler	Accomplir	Plaisir	Être conscient	
Énergiser	Discerner	S'amuser	Être ouvert	
Contribuer	Observer	Sexe	Dévouement	
Servir	Sentir	Sensualité	Illumination	

La liste de la page ci-contre contient des mots qui pourraient refléter vos valeurs. À l'aide d'un crayon, encerclez dix mots qui vous semblent appropriés. Pensez-y pendant quelques jours, voyez s'ils s'adaptent à vous, puis classez-les par ordre d'importance, de 1 à 10. Employez-les pour qu'ils vous aident.

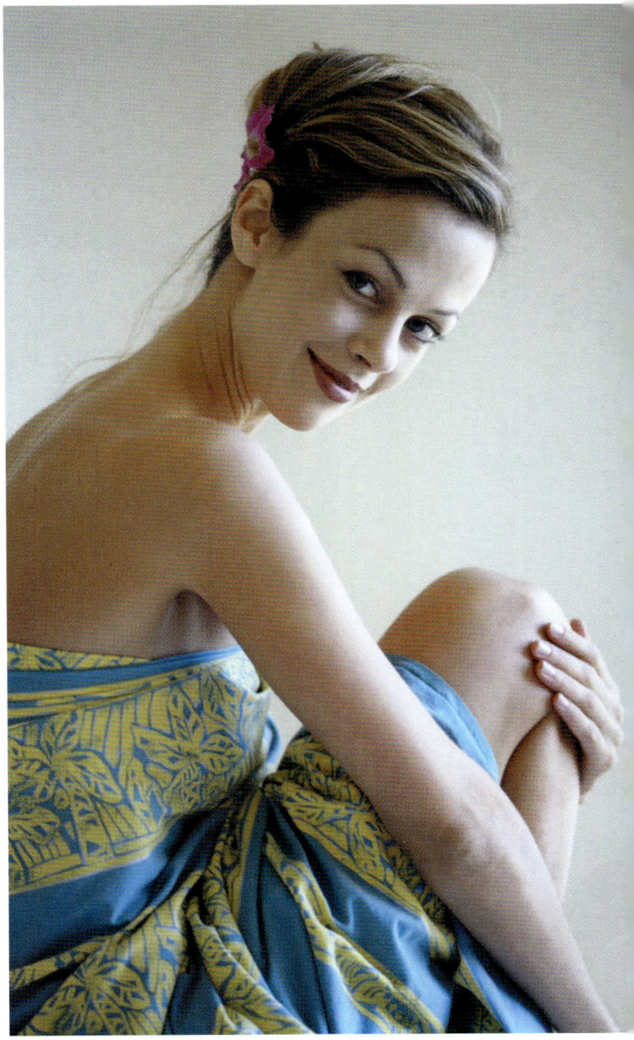

Analysons maintenant comment ces mots peuvent fonctionner en pratique. Je vais me poser en exemple. Mes valeurs personnelles sont : « Se sentir bien », « Charme », « Inspirer » et « Sensualité ». Avec ces valeurs, un emploi dans une installation de forage pétrolier n'est manifestement pas pour moi. J'aime me sentir bien, j'ai donc assurément besoin de passer du temps et de déployer des efforts à faire régulièrement de l'exercice. Bien manger est aussi très important pour moi, parce que si je mange des aliments qui ne sont pas sains pour moi, je n'arrête pas de gémir et de me plaindre. J'ai toujours aimé les belles choses, douces et veloutées (sensuelles) et j'aime inspirer en écrivant des livres, en organisant des conférences et en animant des débats. Ces valeurs correspondent à la véritable personne que je suis. Je sais que je ne dois pas essayer d'être ce que je ne suis pas, je gagne aini temps et argent, et cela me permet de planifier une vie heureuse et réussie. Avant d'entreprendre un quelconque projet, je vérifie qu'il est conforme à mes valeurs fondamentales. S'il n'y correspond pas, je ne perds pas de temps à essayer de l'accomplir : si je ne vis pas conformément à mes valeurs, je ne peux pas vivre dans l'intégrité.

N'oubliez pas que j'emploie le mot valeur dans un sens bien plus large que celui véhiculé par les médias traditionnels. Nous parlons ici de vos valeurs, et non de celles que vous devriez, selon la société, véhiculer. Chaque être humain est par essence unique, une personne à part entière et ces attributs doivent s'exprimer. Cette règle ne souffre aucune exception : elle vous inclut, absolument et assurément. Vivre selon vos valeurs personnelles, vous fixer des objectifs ou, en fait, faire des choses qui correspondent à vos valeurs, tout cela vous permet d'être unique. L'objectif de minceur que vous vous êtes fixé ne vous demandera pas d'effort, parce que vos valeurs vous y conduiront ; si vous devez vous pousser constamment, cet objectif exigera des efforts. Les régimes qui s'appuient sur la peur, les régimes draconiens, les programmes d'exercice intenses et les sacrifices infinis que l'on s'impose résultent en tension, et même si vous parvenez à atteindre laborieusement vos objectifs d'amaigrissement, la tension que vous aurez vécue suffira à vous catapulter de nouveau dans le cycle de la prise de poids.

Pour vous aider à visualiser ce que j'avance, imaginez que quelqu'un a enroulé autour de votre taille un gros élastique, et que pour chaque unité de poids que vous perdez, vous vous éloignez de la personne qui tient l'autre bout de l'élastique. Remarquez la tension qui s'exerce sur l'élastique qui vous oppose une résistance à mesure que vous approchez de votre poids idéal. Cette résistance s'accroît de plus en plus, et même si vous luttez contre elle, et que vous atteignez le but que vous vous êtes fixé, la tension est toujours présente et vous attire inévitablement vers votre ancien poids, et parfois même pire. Cet exemple illustre le phénomène qu'on surnomme « yoyo ». Le programme *Yoga minceur* élimine cette tension et encourage plutôt une façon naturelle de perdre du poids et de rester mince.

Se fixer des objectifs qui s'appuient sur des valeurs

À présent, et pendant un bref moment, revenons aux dix valeurs que vous avez encerclées. Analysez-les en profondeur, et à votre rythme, n'en gardez que 4 à 6. À partir de cette nouvelle liste, vous serez en mesure de vous fixer des objectifs qui s'appuieront sur ces valeurs. Je vais vous expliquer comment faire, et si vous n'êtes pas prêt, revenez à cette section plus tard. Ces objectifs sont réellement efficaces, et ils sont agréables. À partir de ce que je vous ai dit plus tôt, vous aurez compris pourquoi les méthodes d'amaigrissement traditionnelles ne me convenaient pas. Lorsque je sortais mon mètre à mesurer pour prendre mon tour de taille et voir si j'avais perdu un centimètre, je me sentais en manque d'inspiration. Et il était normal que je me sente ainsi puisque la méthode que j'avais adoptée ne reflétait aucunement mes valeurs : se sentir bien, charme, inspirer et sensualité. Cependant, selon mes valeurs, mes objectifs sont les suivants :

- Me sentir débordante d'énergie quand je me réveille (me sentir bien).
- Sortir avec mon mari sachant que je présente très bien (charme).
- Écrire un livre sur mon expérience pour aider les autres (inspirer).
- Le dernier objectif est un secret (sensualité) !

Maintenant, prenez quelques minutes pour inscrire vos propres objectifs s'appuyant sur vos valeurs. Rappelez-vous, ils ne sont pas immuables, n'ayez donc pas peur d'en essayer ou d'en changer.

Une fois que vous avez défini vos valeurs fondamentales, vous pouvez vous fixer des objectifs qui intégreront ces valeurs, ainsi que j'en ai parlé auparavant (voir pages 33 à 35). Nous avons déjà parlé de nous fixer des objectifs *SMART*, et maintenant nous sommes véritablement en mesure de le faire, à l'aide de cet ingrédient magique que sont les valeurs fondamentales. Par exemple, si l'une de vos valeurs fondamentales est le charme, un objectif envisageable pour vous pourrait être le suivant : « Porter ma nouvelle robe au mariage de ma fille. J'y parviendrai en un mois. Je saurai que j'y suis parvenue parce que je me sentirai bien et que je paraîtrai très bien. »

Remarquez comment cet objectif en attire la réalisation, plutôt que de la faire paraître inaccessible. Nos valeurs peuvent jouer le rôle de l'étoile Polaire, pour nous aider à nous mettre sur la bonne voie. L'énergie ainsi obtenue pour nous diriger vers nos objectifs est bien plus saine et bien plus durable que l'énergie réductrice reposant sur la peur que nous éprouvions auparavant. Ces anciennes méthodes se distinguent par la force (régime draconien), par les menaces (je serai tellement laid si je ne suis pas ce régime), par la lutte (les sacrifices), et par la sensation de manque (je veux être aimé et admiré). De nombreuses autres caractéristiques négatives de ces méthodes peuvent sans doute vous venir à l'esprit.

Je vous encourage à intégrer vos valeurs fondamentales à tous les aspects de votre vie. Sans effort aucun, vous attirerez à vous des opportunités et vous vivrez davantage d'heureuses coïncidences. Votre corps maigrira, et restera mince, et votre vie vous semblera plus légère : physiquement, émotionnellement et spirituellement.

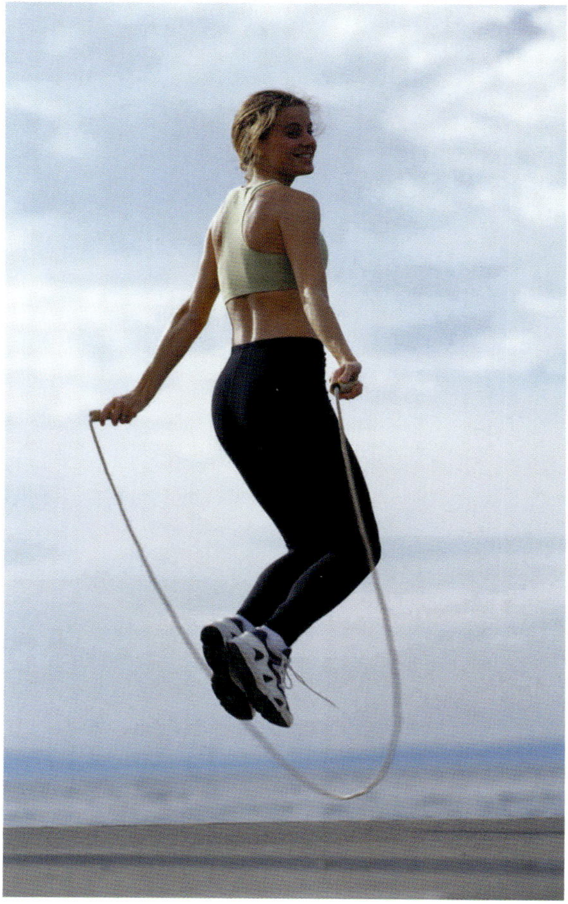

Les postures : sixième partie

18. Torsion avant, jambe dégagée (Janu Sirsanana)

1 Asseyez-vous, les jambes droites devant vous, le dos droit et les mains sur les cuisses.

2 Prenez un pied et placez-le sur la cuisse intérieure opposée, le genou est donc dirigé vers l'extérieur.

- Assurez-vous que le dos est bien droit, comme si vous aviez remonté la fermeture éclair de la colonne vertébrale.

3 À mesure que vous expirez, penchez-vous à la hauteur des hanches, en faisant glisser les mains sur la jambe tendue, en allant aussi loin que vous pouvez. Ne bougez plus pendant 4 à 7 cycles de respiration.

- Vous pouvez également utiliser une chaussette, une ceinture ou une écharpe que vous

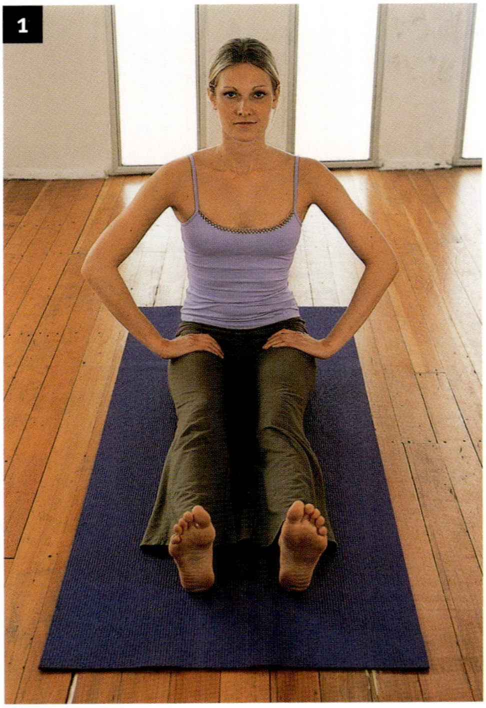

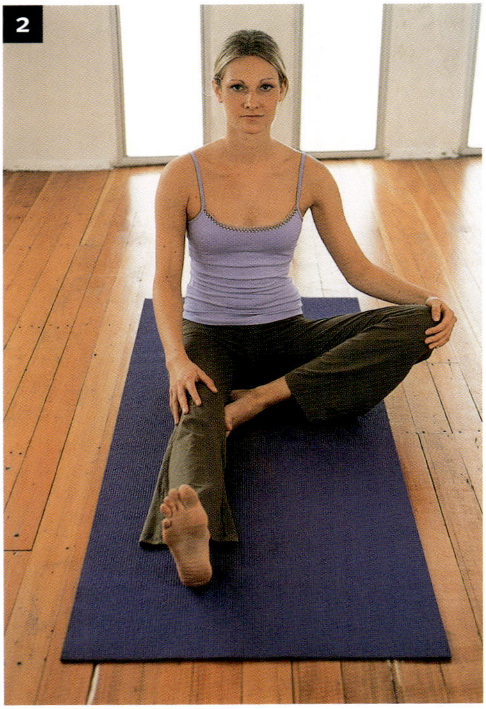

Bienfaits

Corps	Étire et affermit les hanches, les jambes et le dos.
Esprit	Je réagis dès aujourd'hui.
Âme	J'honore ma beauté intérieure et extérieure.

enroulerez autour du pied tendu ; vous tirerez sur cet accessoire pour vous aider à plier de l'avant tout en conservant un dos droit (voir photo 3a). Dirigez le menton vers le tibia et non votre tête vers le genou, qui ne fera qu'arrondir le dos.

- Recommencez de l'autre côté.

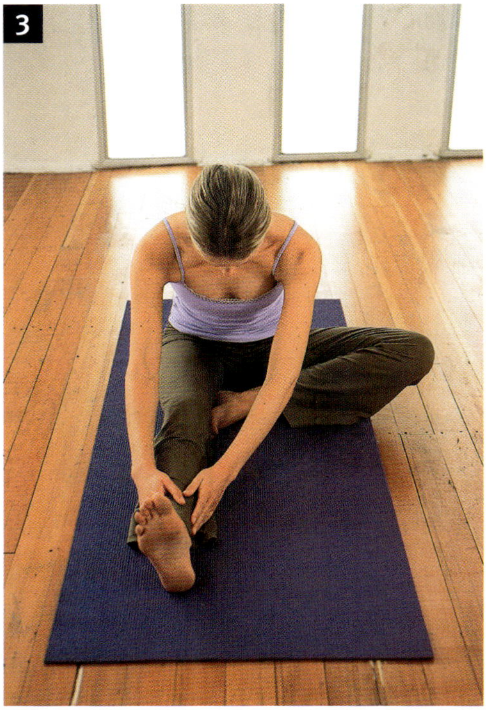

3

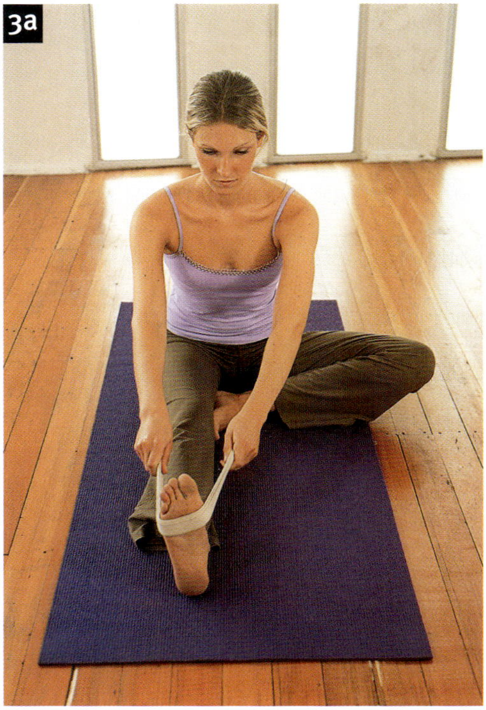

3a

Bienfaits

Corps	Optimalise l'efficacité du système digestif et étire tout l'arrière du corps.
Esprit	Il n'est pas menaçant d'être vulnérable.
Âme	S'en remettre à l'intelligence de la vie.

19. Torsion avant (Paschimottasana)

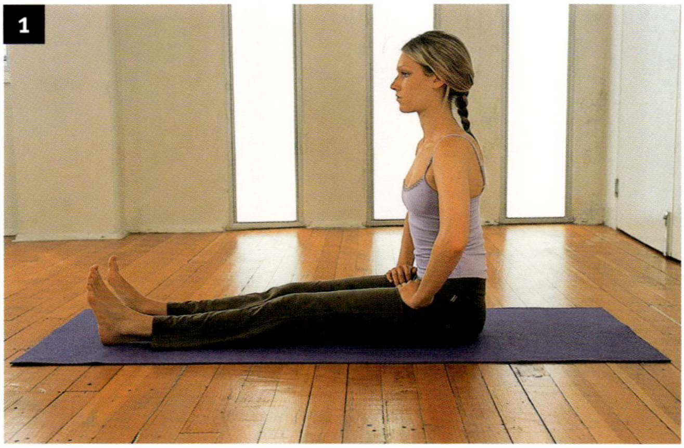

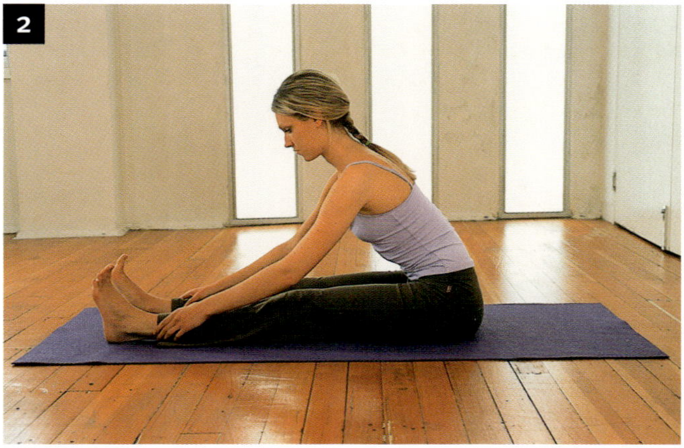

1 Asseyez-vous, les jambes tendues devant vous, et allongez la colonne vertébrale (comme si vous aviez remonté la fermeture éclair de votre colonne vertébrale, de la base jusqu'au cou). Posez les mains sur les cuisses.

2 Inspirez et, lorsque vous expirez, tendez lentement les bras vers les pieds comme si vos hanches étaient activées par une charnière. Déplacez le menton vers les tibias et attrapez une partie des jambes ou des pieds, tout en étant à l'aise. Utilisez une ceinture si cela peut vous aider à descendre encore plus bas (voir photo 3a à la page 81).

- Respirez 7 fois pour vous détendre ; chaque fois que vous expirez, détendez-vous encore plus.
- Remontez sur une inspiration, en partant des hanches, et en faisant glisser les mains le long des jambes. Le dos est toujours droit. Si vous avez des douleurs lombaires, commencez par faire avancer vos mains sur les jambes une étape à la fois pour relâcher la tension lombaire.

Bienfaits

Corps	Dégage la tête.
Esprit	Ma perception s'accompagne de clarté.
Âme	Harmonie.

20. Respiration d'équilibre et d'apaisement/Respiration alternée (Nadi Sodhana Pranayama)

1 Asseyez-vous ou agenouillez-vous confortablement (placez un coussin derrière les genoux, entre les cuisses et les mollets au besoin), la colonne vertébrale droite.

2 Lentement, avancez la tête vers l'avant, et avec la main droite, posez le pouce droit sur la narine droite et l'annulaire droit sur la narine gauche. L'index et le majeur droits sont délicatement posés entre les sourcils, légèrement au-dessus (voir photo 2a).

- Lentement, respirez par la narine gauche, le pouce droit fermant la narine droite.
- Marquez un léger temps de pause, en retenant la respiration en fermant les deux narines avec les doigts appropriés, et au besoin, expirez par la narine droite en levant le pouce droit.
- Inspirez profondément par la narine droite, marquez un temps d'arrêt, fermez les deux narines, et expirez par la narine gauche en relâchant l'annulaire. Voici ce qui complète un cycle de cette magnifique respiration apaisante.
- Recommencez deux fois cet exercice, à votre propre rythme pour commencer ; ensuite, essayez de suivre ce cycle : inspirez en comptant jusqu'à 2 (court et complet), retenez votre respiration en comptant jusqu'à 8 (une longue respiration retenue), et expirez en comptant jusqu'à 4, rentrez le ventre, et expirez tout l'air de vos poumons.
- Recommencez sept fois. Vous vous sentirez plus calme et équilibré.

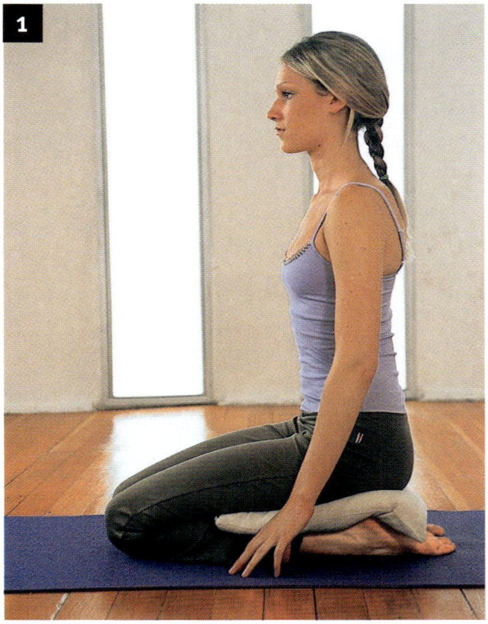

CONSEIL : Cette technique de respiration est fantastique pour vous apaiser dans des situations stressantes (nervosité avant les examens, peur de l'avion, ou lors d'un événement important).

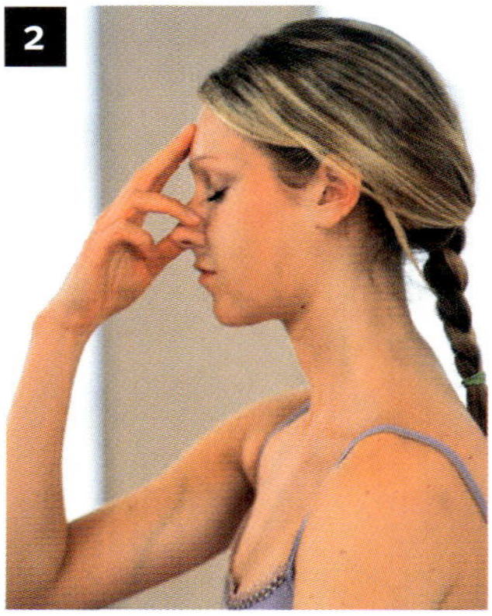

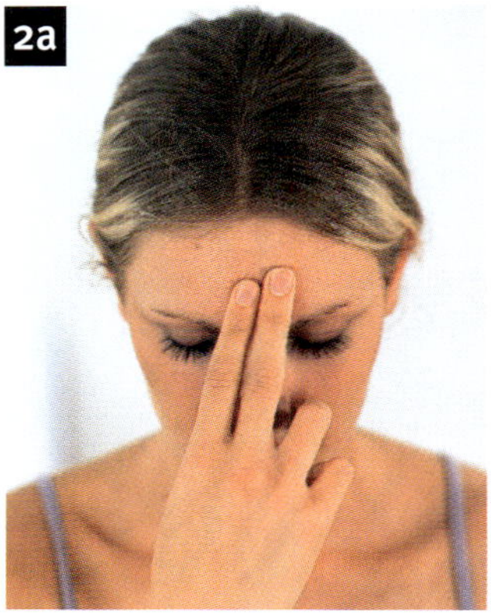

10

Lâcher prise

Le meilleur moment pour méditer, c'est après avoir fini les postures apaisantes de yoga, avant de terminer la séance par des exercices de relaxation. Si vous n'avez jamais médité auparavant, vous pouvez commencer par 5 minutes de méditation et progressivement arriver à méditer pendant 20 minutes. Vous pouvez sauter cette étape maintenant si vous le préférez et la franchir plus tard, à un moment qui vous convient. C'est la seule partie du programme qui ne suit pas un ordre bien précis.

Refaire le plein d'énergie

La méditation est l'une des pratiques les plus bénéfiques que j'ai découvertes. C'est lorsque je médite que je communie avec la dimension supérieure de mon être et que je parviens à distinguer l'essentiel de l'accessoire dans ma vie. La méditation est une pratique si importante et si simple, et néanmoins elle peut paraître très difficile pour un débutant. Elle peut être appréhendée à différents degrés et elle peut donner des résultats remarquables. La plus simple directive qu'il m'a été donné d'entendre consistait en cette phrase simple : « Assieds-toi et tais-toi (autrement dit, fais taire tous tes sens) », mais ce n'est pas aussi simple qu'il y paraît.

Dans ce chapitre, je décris cinq méditations différentes. Vous pouvez en essayer une nouvelle chaque jour, ou alors pratiquer la même méditation pendant une semaine ou un mois et changer par la suite, si vous le désirez. De nombreux adeptes sont très heureux de pratiquer le même type de méditation pendant des années. S'il s'en trouve une qui vous convient et qui vous aide, alors continuez à la pratiquer, la décision vous appartient. Avant de commencer, lisez plusieurs fois les directives, ou alors enregistrez-les et écoutez-les au cours de vos premières séances de méditation, jusqu'à ce que vous sachiez parfaitement ce qu'il faut faire. Rappelez-vous qu'après votre méditation, il est très important de prendre le temps de revenir lentement à l'état de conscience de la vie de tous les jours, surtout si vous devez conduire pour aller quelque part.

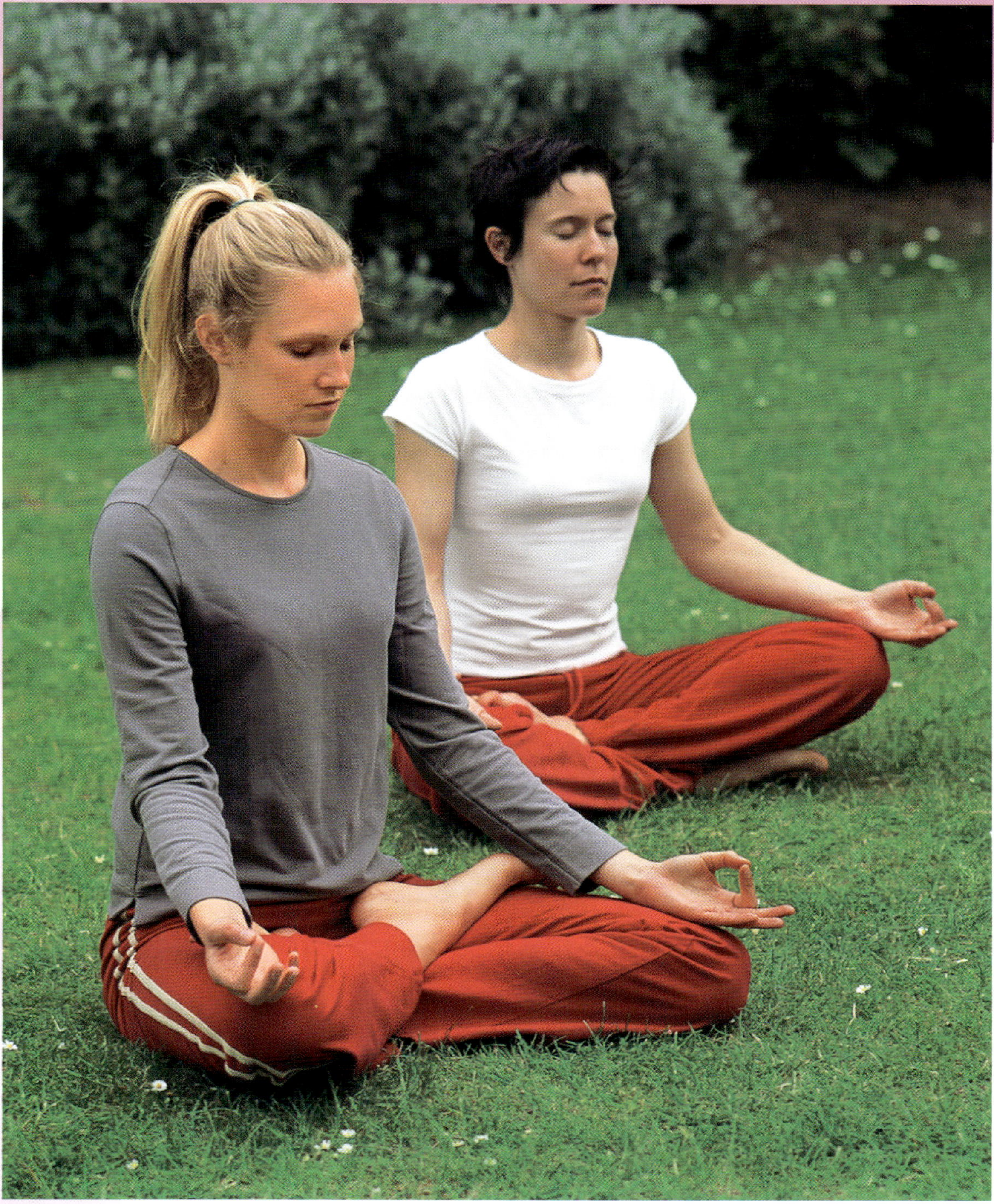

Postures de méditation

Pendant la méditation, il est important que la colonne vertébrale soit bien droite ; asseyez-vous, les jambes croisées, sur votre tapis, ou sur le bord d'un coussin ferme ou, encore, sur un bloc de mousse de yoga. Cette position permet d'avancer légèrement le bassin et vous place dans la position assise idéale. Autre possibilité, vous pouvez vous asseoir sur une chaise à dos droit. Posez les mains sur les genoux, posez la main gauche dans la main droite de façon à ce que les extrémités supérieures des pouces se touchent. Il peut être également utile d'allumer une bougie, et de la laisser se consumer en toute sécurité près de vous. J'ai aussi un châle que je ne porte que pour méditer, et lorsque je le pose sur mes épaules, il m'aide à entrer en contact avec cette partie de moi qui est en paix et par laquelle je dois passer pour parvenir à l'état de méditation proprement dit.

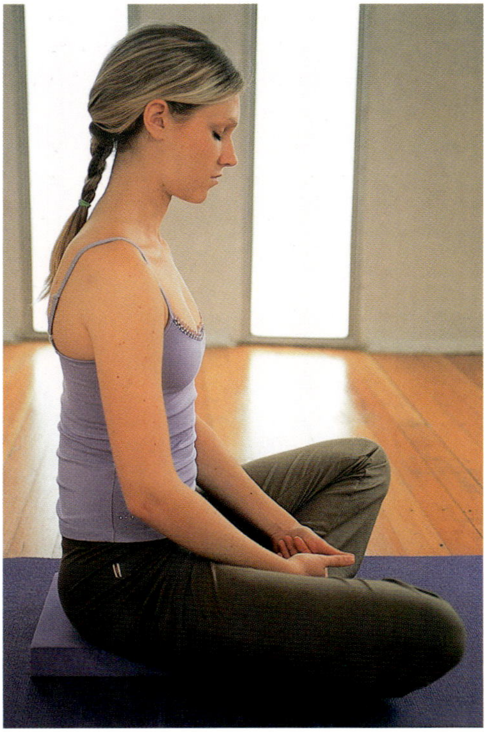

1. Méditation amincissante

Détendez-vous, fermez les yeux, inspirez profondément et lâchez prise. À mesure que vous expirez, imaginez que vous renoncez à toutes ces choses qui se rapportent à la perte de poids et que vous ne voulez plus, dont vous n'avez plus besoin. Par exemple, manger trop, manger parce qu'on se sent seul, qu'on s'ennuie, parce qu'on est heureux, qu'on est en pleine effervescence, manger tous les restes du souper ou encore manger parce que la nourriture est devant soi et qu'elle vous est offerte.

- Il est temps de libérer la dimension de vous qui se rattache au surplus de poids, cette dimension qui ne se sent plus très bien. C'est comme si votre corps s'était plu à porter un grand manteau, trop lourd dans cette dimension de votre vie. Analysons le message transmis par ce manteau de surpoids. Imaginez que vous enlevez ce manteau et que vous le posez sur une chaise imaginaire en face de vous. Posez-lui quelques questions (par exemple : Pourquoi me fais-tu plier ? ; Comment puis-je te laisser partir avec amour parce que je n'ai plus besoin de toi ? ; Qu'es-tu venu m'apprendre ?). Demandez que vos questions obtiennent une réponse dans les 24 heures qui suivent, soit maintenant, soit dans un rêve à l'aide de symboles, ou encore par une pensée, une rencontre inattendue avec quelqu'un ou encore dans le titre d'un livre. Faites-moi confiance, ce « manteau » peut vous apprendre beaucoup de choses.

- Maintenant, dites-vous que vous renoncez à vos anciennes habitudes et à vos anciens modèles d'alimentation et de comportement. Imaginez que toutes vos vieilles habitudes, vos vieux modèles et tous les obstacles qui vous empêchent d'atteindre la taille/le poids désiré quittent votre corps, votre esprit, votre âme à chaque respiration. Vous savez que votre esprit est parfait tel qu'il est et tout ce que vous désirez, c'est de permettre à tout ce qui vous fait plier d'être libéré. N'est-ce pas magnifique de savoir qu'il y a un espace en vous qui est divin, parfait et en paix ? Chaque fois que vous libérez une respiration, que vous libérez un peu de vos anciens modèles, vous faites plus de place pour quelque chose de nouveau, à l'intérieur de vous.
- Au bout de quelques minutes, commencez à imaginer qu'à chaque inspiration, vous inspirez le prana, cette magnifique énergie vitale de l'univers ; imaginez que c'est une lumière dorée. Dans cette énergie vitale, se trouve tout ce qu'il vous faut et que vous désirez : un corps sain, bien tonifié, un amour inconditionnel de vous-même, des mains qui posent sur la table la quantité de nourriture suffisante pour vous nourrir, une voix puissante qui dit « non » à tous les aliments qui sabotent votre régime, une tête qui se secoue et qui dit « non » aux soi-disant amis et membres de la famille qui essaient de vous détourner de votre vision et de vos objectifs. Inspirez toutes ces images à chaque inspiration. Imaginez un nouveau vous, une nouvelle façon de vivre qui s'ouvre à vous, non seulement un vous plus mince, mais un vous plus vivant, plus dynamique, plus énergique tout en étant en paix et en contact avec votre esprit et votre âme. Imaginez ce que serait votre vie si vous possédiez tout ce que vous désirez : voyez-la, goûtez-la et sentez-la. Autrement dit, quelles sont les couleurs que vous voyez, comment vous sentez-vous, que ressentez-vous ? Libérez l'ancien vous et commencez par être le nouveau vous. Il serait utile que vous donniez un nom à l'ancien vous, et que vous pensiez à un nom qui exprime le nouveau vous. Par exemple, Suzanne Coincée pourrait devenir Suprême Suzanne ; Élizabeth Perdue deviendrait Élizabeth Agile ; Viviane Victime serait Viviane Dynamique. Dans mon cas, Servile Celia est devenue Celia Couronnée de succès. En apposant un nom sur quelque chose, vous êtes en mesure ensuite de le définir et, par conséquent, de rectifier les erreurs ; vous pouvez le surveiller dans le cas où il menacerait vos perspectives.
- Commencez par respirer normalement de nouveau, par sentir vos pieds fermement posés au sol, ou vos fesses si vous êtes assis sur un tapis ; ouvrez les yeux et revenez à l'état de conscience quotidien. Vous avez maintenant entrepris le processus de création d'un nouveau vous et d'une nouvelle vie.

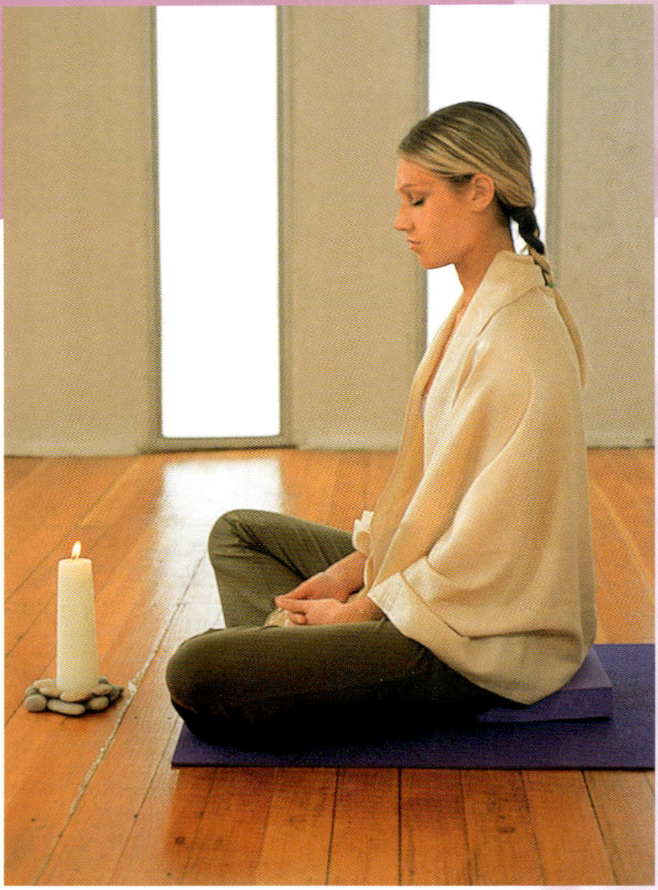

2. Méditation purificatrice

Fermez les yeux et imaginez simplement que la petite flamme d'une bougie se déplace dans tout votre corps. Commencez par les pieds et remontez le long de chaque jambe et de chaque pied, ensuite, vers le torse, les bras, le cou et la tête. C'est la flamme de la purification, qui brûle les émotions négatives et indésirables. Vous pouvez également imaginer que cette flamme brûle les graisses inutiles et stimule votre métabolisme. Lorsque vous avez terminé de visualiser cette flamme, restez assis calmement et ne pensez plus à rien. Soyez tout simplement présent, ressentez le sentiment d'être présent, en paix avec vous et avec le monde. Revenez à l'état de conscience quotidien en respirant profondément et sentez vos pieds fermement posés sur le sol.

3. Méditation pour remédier à un blocage : vous avez atteint un seuil de plateau dans vos efforts de perte de poids

Commencez par accepter vos sentiments et ce qui vous embête ; acceptez l'idée que vous luttez vaillamment pour perdre du poids et que malgré tout vous ne parvenez pas à obtenir les résultats souhaités en ce moment. Demandez de l'aide pour savoir dans quelle direction vous devriez vous diriger ; quelles leçons pouvez-vous retirer de votre expérience, comment pouvez-vous vous aimer encore plus, tel que vous êtes ? Quelle est exactement la leçon que vous devez retenir dans tout ça, comment pouvez-vous supporter cette étape difficile, en sortir grandi et continuer à avancer ? Ensuite, demandez l'aide d'un ange et visualisez-la de la façon qui vous convient le mieux. Dans mon cas, je vois ces anges qui m'aiment et me veulent du bien, venant vers moi avec à la main un aimant qui attire les kilos et qui opèrent sur moi une liposuccion spirituelle. Sentez l'aimant se déplacer sur tout votre corps, s'arrêter plus longuement sur ces parties du corps qui ont tendance à grossir plus que les autres ; permettez à ce surplus de poids d'être aspiré, sans effort et avec amour. Imaginez-vous tel que vous aimeriez être, mince et dynamique. Au bout de 5 à 10 minutes, remerciez l'énergie/l'être supérieur qui vous est venu en aide, et revenez calmement à l'état d'éveil de tous les jours, c'est-à-dire, en respirant profondément deux ou trois fois, en sentant vos pieds fermement posés sur le sol et peut-être en contemplant les différentes couleurs qui se trouvent dans la pièce.

4. Méditation de protection

J'ai souvent entendu dire que les personnes qui souffraient d'un surplus de poids se protégeaient grâce à leur poids. Le message qu'elles s'envoient ressemble à celui-ci : « Si je reste gros, je n'aurai pas à faire face… », et si c'est votre cas, alors la méditation de protection vous aidera grandement. Nous avons tous des périodes dans notre vie où nous nous sentons plus vulnérables que d'habitude ; cette méditation est tout indiquée pour ces périodes de notre vie, pour accroître notre estime de soi et notre sens de la sécurité. J'ai souvent pratiqué cette méditation, dans un moment occasionnel au travail, en prenant quelques minutes lors de la pause du midi ou la pause café, ou alors, en m'enfermant dans les toilettes, un endroit fantastique pour méditer pendant 5 minutes au travail.

- Asseyez-vous dans votre position habituelle, la colonne vertébrale bien droite. Vous allez vous envelopper d'un cocon protecteur ; donc, à mesure que vous inspirez, imaginez que vous êtes en train d'inspirer un bouclier protecteur qui part de votre pied droit et qui remonte le long du côté droit du corps. Marquez un temps d'arrêt lorsque ce bouclier a atteint le sommet de la tête, et expirez. Quand vous expirez, imaginez que ce bouclier protecteur descend le long du côté gauche du corps et se rend jusqu'au pied gauche, là où il a pris naissance. Recommencez cette visualisation 7 fois, à chaque fois en augmentant de quelques centimètres l'espace entre le bouclier et le corps, de sorte que le cocon s'agrandit. Recommencez cette visualisation, mais cette fois-ci en faisant partir le bouclier aux pieds et remonter à l'arrière du corps. Marquez un temps de pause lorsque le bouclier est au sommet de la tête, expirez. En expirant, ramenez le bouclier vers l'avant du corps et faites-le redescendre jusqu'aux pieds. Recommencez 7 fois. Vous êtes maintenant dans votre cocon protecteur. Gardez cette image présente à l'esprit chaque fois que vous devez faire face à des situations ou à des personnes difficiles au cours de la journée.

5. Méditation pour enfermer les inquiétudes dans une bulle

Les soucis nous poussent bien souvent à trop manger. Pratiquez cette méditation simple pendant le temps que vous vous êtes alloué pour méditer ou n'importe quand, pour vous aider à renoncer à vos inquiétudes. Pensez à une situation ou à un problème qui vous poursuit en ce moment. Vous avez fait tout ce qui était en votre pouvoir pour résoudre ce problème, mais il est toujours là, il vous tenaille. Visualisez ce problème dans votre esprit, puis voyez-le enfermé dans une bulle rose et laissez la bulle se déplacer dans l'espace. Si le problème resurgit, recommencez l'exercice de visualisation, recommencez autant de fois que nécessaire. J'ai souvent remarqué que la situation s'améliorait lorsque je la laissais partir de cette façon.

Exercices de visualisation et de relaxation

Lorsque nous souffrons d'un surplus de poids, nous cherchons à nous réconforter et, par réflexe, nous nous jetons sur la nourriture et mangeons trop. Essayons d'adopter une nouvelle méthode, une qui ne fait pas grossir ! Cette technique vous aidera à reconnaître les niveaux variés de tension que vous éprouvez au cours de la journée, et vous aidera à vous détendre, à éviter de manger pour relaxer et vous sentir bien. Si vous préférez, vous pouvez enregistrer les instructions de cette section et vous pouvez les écouter pendant que vous faites vos exercices.

1 Allongez-vous confortablement sur le sol ; posez un coussin ou un traversin sous les genoux si vous le désirez. Recouvrez-vous d'une couverture (la température du corps descend considérablement au cours d'une relaxation intense), et posez la tête sur un bloc de mousse (un petit bottin de téléphone serait idéal). Il faut vous assurer de ne pas être dérangé, parce qu'une interruption soudaine au cours d'une relaxation intense est désagréable, le système peut subir un choc. Posez une pancarte sur la porte « Ne pas déranger », débranchez le téléphone et détendez-vous. Écartez les pieds d'environ 45 cm (18 po), les orteils détendus vers l'extérieur, les mains éloignées quelque peu du corps, les paumes vers le haut. Cette méthode a déjà été testée et elle est sécuritaire.

2 Inspirez et crispez la jambe droite en fléchissant le pied, tout en soulevant le talon de quelques

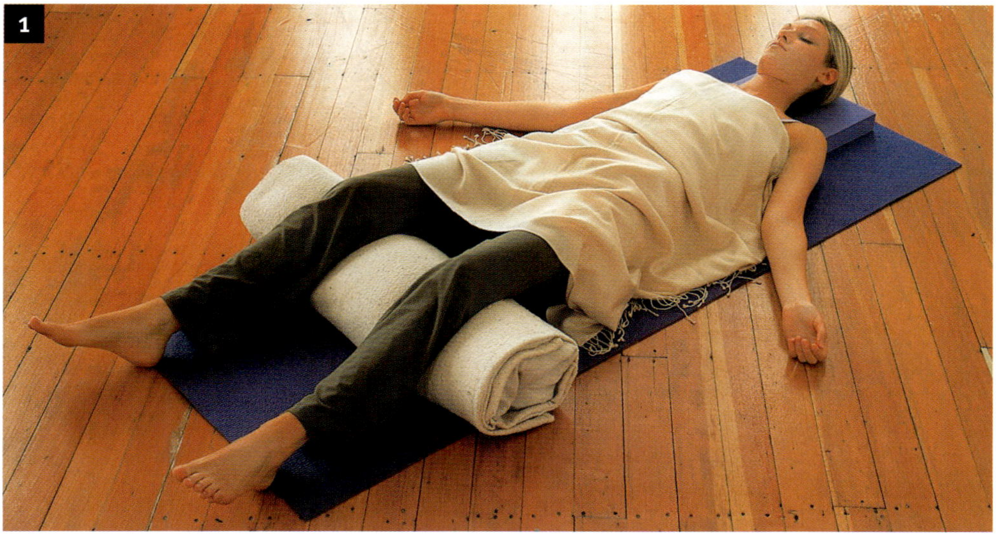

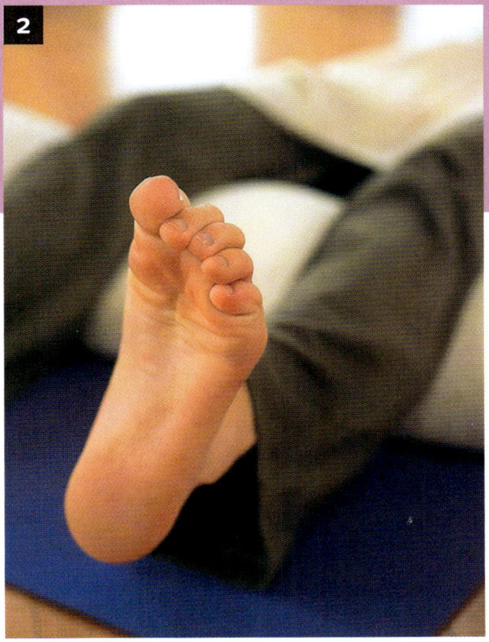

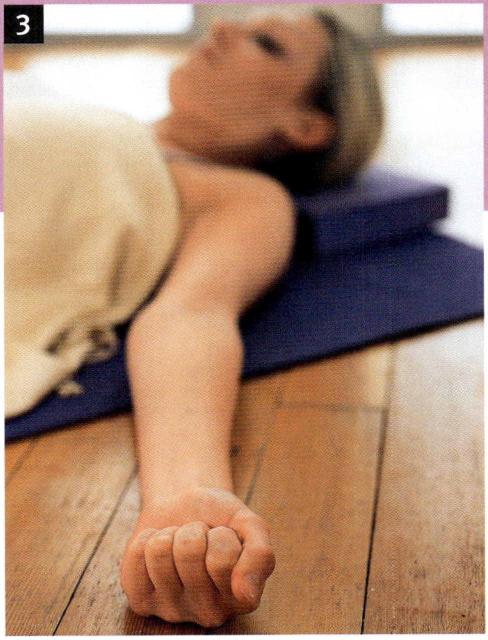

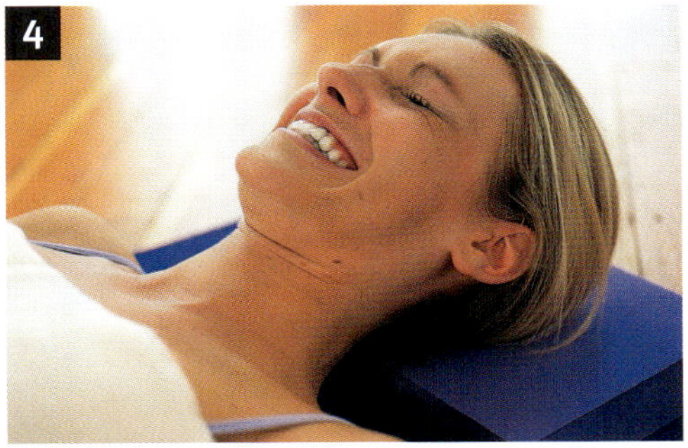

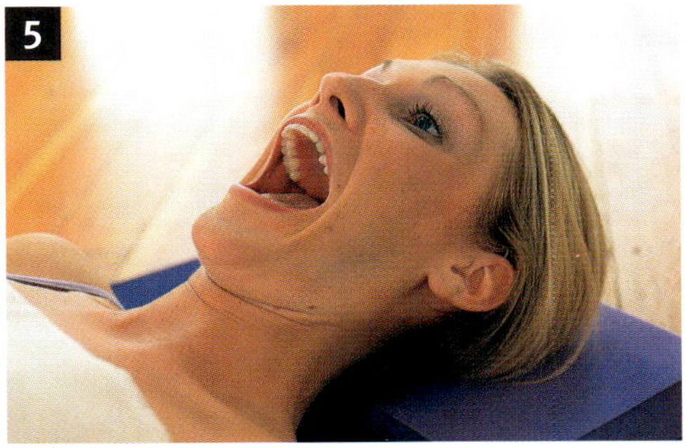

centimètres du sol, rentrez les orteils et amenez la tension jusqu'à la jambe en crispant le muscle de la cuisse droite. Marquez un temps de pause et, en expirant, libérez la respiration en même temps que la crispation ; laissez la jambe droite se décontracter entièrement. Inspirez et recommencez avec la jambe gauche. Les deux jambes sont maintenant vraiment détendues.

- Maintenant, faites attention à vos fesses ; inspirez et serrez les muscles fessiers, marquez un temps de pause, expirez et détendez les fesses complètement.

3 Inspirez et crispez la main droite en formant un poing ; amenez la crispation le long du bras jusqu'à l'épaule droite, puis jusqu'à l'oreille droite ; marquez un temps de pause et relâchez complètement. Inspirez et recommencez avec la main gauche.

4 Pour terminer, crispez le visage. Inspirez et crispez les muscles du visage, en serrant les dents et en plissant les yeux.

5 Si vous vous sentez en colère, ouvrez la bouche et poussez un cri silencieux ; ensuite, détendez-vous. Inspirez et crispez tout le corps, marquez un temps de pause, détendez-vous et relâchez. Vous devriez sentir votre corps tout mou et détendu.

- Maintenant, dans votre imagination, allez sur une magnifique île tropicale. Vous pouvez créer une véritable image dans votre esprit ou simplement une sensation ou une impression. Imaginez-vous allongé sur la plage, sur du sable blanc et chaud. À proximité de la plage, il y a des palmiers, une brise légère et apaisante souffle vers vous pour vous rafraîchir ; il y a des oiseaux tropicaux et de magnifiques fleurs exotiques, aux couleurs vives ; remarquez leur arôme, et faites pénétrer dans votre corps leurs parfums curatifs. Respirez ce parfum, faites-le pénétrer dans tout votre corps comme s'il s'agissait de votre concoction aromathérapeutique, faite expressément pour vous. Cela vous apaisera et vous aidera à vous sentir un, à devenir la personne agile, mince, heureuse et créative que vous êtes destinée à être. Le soleil réchauffe votre corps, et vous fournit encore plus d'énergie, vous apaise et vous réchauffe. Comme vous vous sentez bien ! En cet instant, vous êtes totalement détendu, maître de vous, vous écoutez le murmure apaisant des vagues.
- Maintenant, imaginez votre corps comme vous aimeriez vraiment qu'il soit. Soyez réaliste et honnête. Votre peau, à quel point est-elle soyeuse ? Vous vous sentiriez bien avec quelle taille, quel tour de hanches ? Quelles sont vos mensurations ? Un peu plus de muscle tonifié ici et là ? Quelle belle courbe aimeriez-vous que l'os de l'épaule dessine ? Un cou mince ? Des mains et des pieds fins et allongés ? Tout ceci est en votre pouvoir, vous pouvez l'obtenir. Dans la plupart des cas, cela voudra dire appeler les 3 P à la rescousse (Persistance, Pratique et Patience), mais cela n'en vaut-il pas la peine ? Ne vous sentez-vous pas sensuel et bien dans votre peau ? N'allez-vous pas profiter encore plus de la vie, si vous vous sentez si bien ? Vous allez rayonner, projeter tant de santé et de confiance en vous que même les personnes qui vous entourent vont se sentir bien dans leur peau. Est-ce que cela ne vaut pas mieux qu'avaler un aliment ou un verre de plus ? Vous n'avez même pas savouré ce petit extra. Quelles concessions allez-vous faire pour accomplir ce que vous désirez dans la vie ? En silence, énoncez une ou deux concessions, mais faites en sorte que ce soient de petites concessions afin d'y parvenir.

6

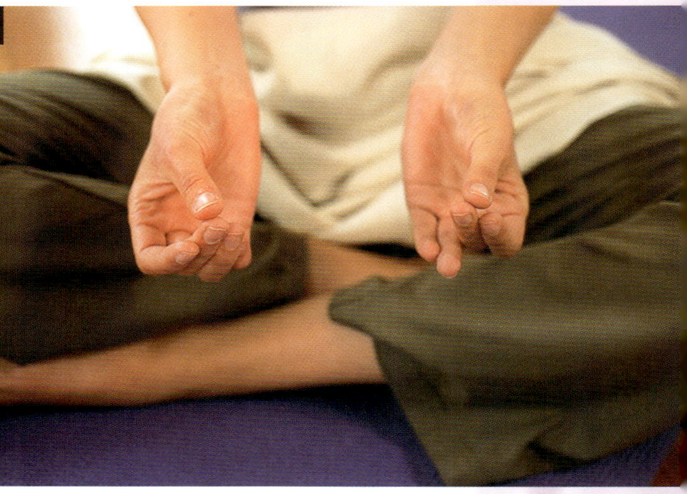

6 Ancrez solidement ce sentiment en posant le pouce de chaque main sur le majeur ; le pouce caresse délicatement le majeur une fois, puis se pose à la base du doigt. Cet exercice permet à cet état positif de s'ancrer dans votre corps et votre esprit ; ce sera votre propre *mudra* secret et amincissant. Chaque fois qu'il vous semblera que vous n'êtes plus maître de vous et que vous désirez revenir à cet état de quiétude, pratiquez ce *mudra*.

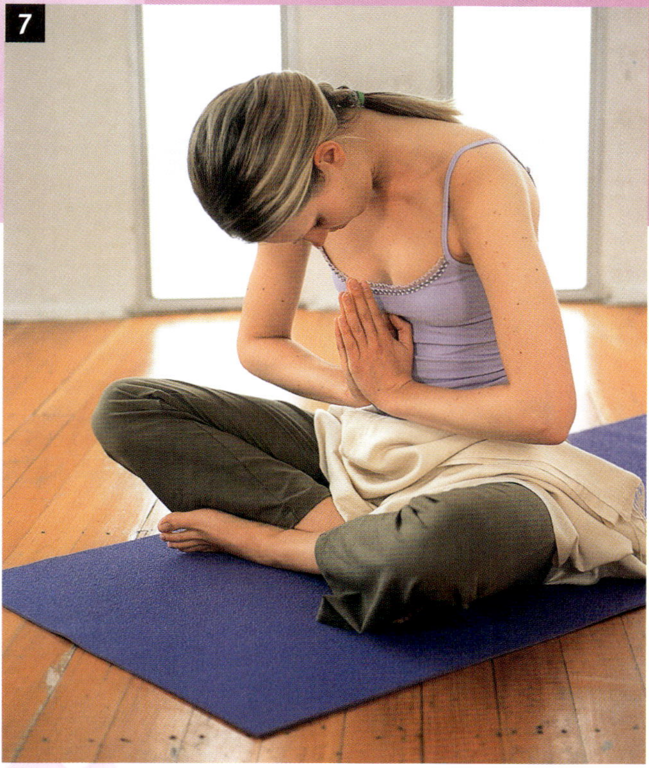

- Il est temps de quitter votre île tropicale et la séance de relaxation. Vous avez revitalisé votre corps, votre esprit, votre âme, chaque cellule de votre corps a profité grandement de ce processus et, donc, votre corps fonctionnera encore plus efficacement. Lentement, lorsque vous vous sentez prêt, remuez les doigts et les orteils, et étirez-vous; revenez à l'état de veille de tous les jours; vous avez confiance en vous et savez que vous pouvez accomplir tout ce que vous désirez dans la vie.

Pour conclure votre séance *Yoga minceur*

7 Rapprochez les mains comme pour prier, le *namasté mudra*. Rendez-vous hommage pour avoir suivi ce programme, et pour votre volonté à atteindre votre objectif. Honorez la personne que vous êtes véritablement, un esprit divin et absolument parfait tel que vous êtes maintenant. Et dites-vous: *namasté*. Bon travail. Bon travail. Bon travail.

EN MOUVEMENT!

En plus de votre séance quotidienne de yoga, il serait bon d'effectuer des exercices d'aérobie. Ce que je vous propose est très simple mais très efficace:

- Deux fois par semaine, allez marcher. Commencez lentement puis accroissez la vitesse de façon à transpirer. Après 5 minutes de marche, essayez de faire attention à votre cycle de respiration, et commencez à faire coïncider votre respiration avec vos enjambées. Inspirez pendant que vous avancez de 4 pas, retenez votre respiration pendant 2 pas, expirez pendant 4 pas et retenez votre respiration pendant 4 autres pas. (En aucun cas, cette technique ne devrait vous essouffler ou provoquer de vertiges. Si cela se produit, arrêtez immédiatement.) Vous devriez sentir que la tête est dégagée et que vous débordez d'énergie.
- Si ce rythme devient trop facile, vous pouvez adopter le cycle de respiration 6-3; 6-3. Exercez-vous à respirer selon ce cycle pendant 10 minutes; pendant les 5 dernières minutes de votre marche, respirez normalement. Vous pouvez visualiser cette respiration: elle a pris les traits de cet aimant qui attire les kilos, il cherche les kilos superflus, et à mesure que vous expirez, libérez-les.

11 Manger pour être dynamique

Imaginez que je vous offre un magnifique cheval de course pur sang, qui vaut son pesant d'or, qui assurément gagnera des courses et vous fera gagner beaucoup d'argent. Que lui donneriez-vous à manger ? Lui donneriez-vous des boissons gazeuses, du café, des aliments vides, des produits déjà préparés à saveur d'herbe, de l'avoine dont on aurait déjà retiré tous les éléments nutritifs ou lui donneriez-vous du foin enrobé de chocolat accompagné de quelques verres d'alcool ? Si vous lui offriez tous ces aliments, vous attendriez-vous à ce que cette magnifique créature donne le meilleur d'elle-même dans une course ? Non, bien sûr que non. Vous vous rendriez compte que cette bête constitue un excellent placement, vous passeriez du temps et vous dépenseriez beaucoup d'argent pour vous assurer que cette fabuleuse machine à gagner est proprement nourrie pour ainsi rester en bon état. Donc, si vous faisiez cela pour un cheval, pourquoi, bon sang, ne le feriez-vous pas pour vous-même ? Vous êtes vous-même un cheval de course pur sang ; en fait, vous valez beaucoup plus en termes de potentiel, de ce que vous pouvez accomplir et des contributions que vous pouvez apporter au monde autour de vous. Ne croyez-vous pas ?

À partir de maintenant, dites-vous que vous êtes un excellent placement, et soyez déterminé à faire ressortir le meilleur de vous-même. Cela signifie notamment donner à votre corps la nourriture et les boissons qui améliorent votre rendement, qui vous permettent d'être dynamique, qui vous offrent une richesse de vie, qui vous appuient dans votre désir et votre besoin de réussir, non seulement dans le cadre du programme *Yoga minceur*, mais dans la vie en général.

Oui, oui, oui, dites-vous, mais toute cette question de nutrition n'est-elle pas un fouillis ? Il y a de quoi perdre la tête lorsqu'une entreprise alimentaire encourage à suivre un certain régime alimentaire, que vous découvrez par la suite que ses conseils sont contredits par une autre entreprise et que les médias publient chaque jour de nouvelles histoires sur des psychoses alimentaires et des régimes miracles. J'avais moi aussi le sentiment d'être perdue, je ne savais pas quoi manger, quand manger, quelles quantités avaler ni comment manger. Il n'est plus nécessaire d'être perplexe : analysons la question de la nutrition sous l'angle holistique et du bon sens afin d'en retirer énergie et dynamisme.

Retour aux sources

Nous pouvons retourner aux sources en utilisant la sagesse du yoga. Elle peut véritablement nous aider à comprendre le principe de la nutrition et pourquoi nous devons avaler des aliments sains pour obtenir et conserver un corps mince et sain. Non, ne vous inquiétez pas, je ne vais pas vous parler d'hydrates de carbone, de proportions de lipides, de portions en grammes. Ce que je vous propose, ce sont des renseignements de base, d'une pertinence essentielle pour nous, maintenant, et qui nous aideront à inverser la tendance qui conduit à l'obésité, ce mal qui afflige tant de personnes en Occident. Bref, cette nouvelle approche se résume en une seule phrase que vous connaissez déjà : « Dites-moi ce que vous mangez et je vous dirai qui vous êtes. » Si vous consommez beaucoup d'aliments hautement transformés, qui sont étrangers à votre corps, votre digestion sera moins efficace, vous rendant léthargique, amorphe et gros. Élémentaire. Les yogis divisent les aliments en trois groupes principaux, les trois *gunas*, ou forces de la nature. Tout ce qui a été créé, qu'il s'agisse de matière animale, végétale, minérale ou un sentiment même, une condition, une pensée, est représenté par un *guna* ou une combinaison de *gunas*. Chacun représente une humeur différente.

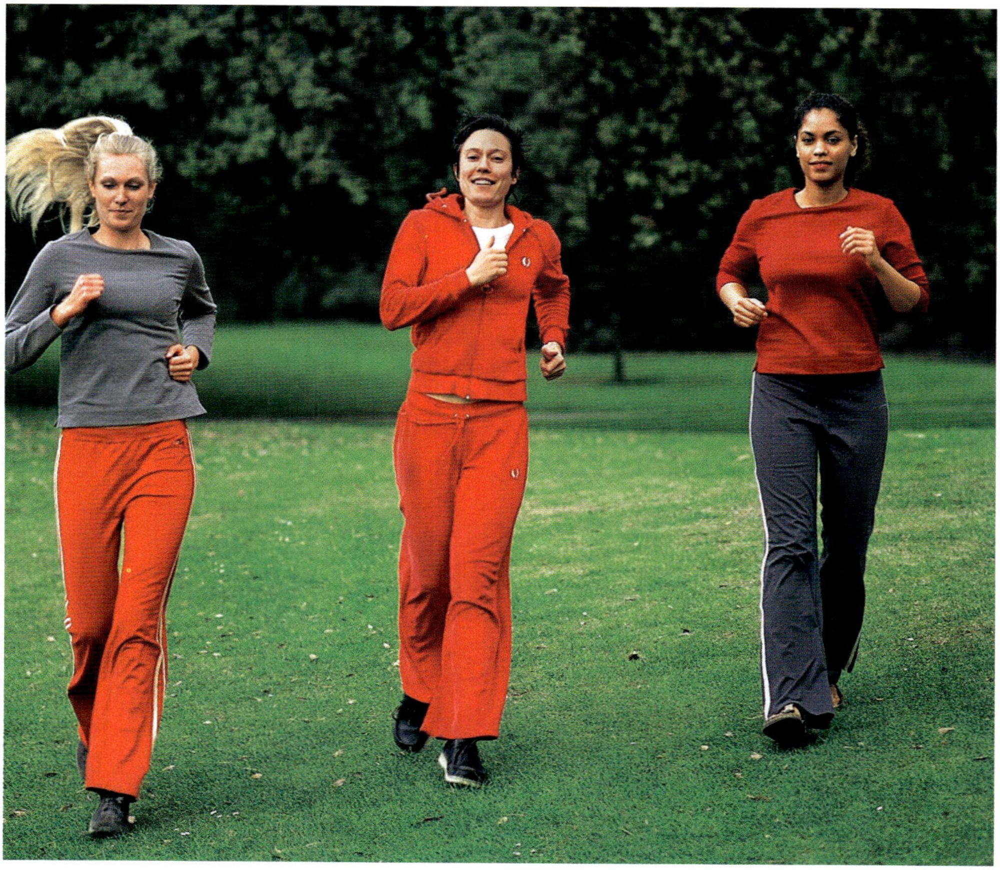

LES TROIS GUNAS

Les aliments de l'ignorance (tama) ■ Ces aliments provoquent des sensations de lourdeur, d'apathie et de manque d'énergie; ils embrouilleront votre esprit et contribueront à une tendance à la dépression. Ils vous rendront fatigué, vous empêcheront de réussir et diminueront considérablement la résistance de votre corps aux maladies. Les aliments de l'ignorance englobent la viande, le poisson pané, les œufs, l'alcool, les aliments trop cuits, les restes réchauffés, les aliments frits ou grillés au barbecue, les gâteaux et les biscuits préparés avec de la farine blanche, la crème glacée, les bonbons, le pain blanc, les produits raffinés, transformés et préemballés, les aliments en conserve, rances et insipides, les aliments qui contiennent des agents de conservation ou des additifs. Pour vous sentir pleinement vivant, vous devez limiter rigoureusement la quantité d'aliments relevant du *guna* de l'ignorance dans votre régime.

Les aliments de la passion (raja) ■ Ces aliments ont les conséquences opposées: ils vous rendent nerveux et irritable, vous devenez plus stressé et vous devenez plus enclin à souffrir de désordres nerveux et de problèmes de circulation sanguine. Parmi ces aliments, on trouve le café, le thé, les produits très épicés et salés, les produits croquants aromatisés et les arachides, le chocolat et les boissons gazeuses. Les cigarettes et autres stimulants se rangent dans la catégorie des aliments de la passion.

Les aliments de la vertu (sattva) ■ Les aliments de cette catégorie apaisent le corps et l'esprit, vous rendant dynamique et heureux et vous encourageant à vivre une longue vie heureuse. Ce sont des aliments purs qui sont délicieux en soi. Une fois que vous avez rééduqué vos papilles gustatives à ne plus attendre des aliments hautement transformés très salés et aromatisés, vous apprendrez automatiquement à apprécier les saveurs naturelles. Les aliments de la vertu sont des aliments biologiques, qui n'ont pas été génétiquement modifiés. Dans ce groupe, on trouve les fruits frais et secs, les jus fraîchement pressés, les légumes crus ou légèrement cuits, les salades, le poisson frais, les grains entiers, les noix, les graines, les germes, le pain entier (complet), le miel, les fines herbes fraîches, les tisanes et les produits laitiers biologiques. Nous avons tendance de nos jours à trop avaler de produits laitiers, la plupart d'entre eux proviennent d'animaux qui ont reçu des hormones et des antibiotiques. Mangez moins de produits laitiers pour commencer en vue d'améliorer votre état de santé. Plus particulièrement, évitez les fromages parce que ce sont des produits laitiers concentrés et qu'ils sont riches en matières grasses. Si vous voulez vraiment perdre du poids, renoncez une fois pour toutes aux fromages. De plus, les produits laitiers ont tendance à produire beaucoup de sécrétions muqueuses dans le corps, et j'ai remarqué que depuis que j'ai diminué ma consommation de produits laitiers, j'ai moins de rhumes. Tous les aliments de la vertu se digèrent facilement, ce qui signifie que vous aurez plus d'énergie pour toutes les bonnes choses de la vie.

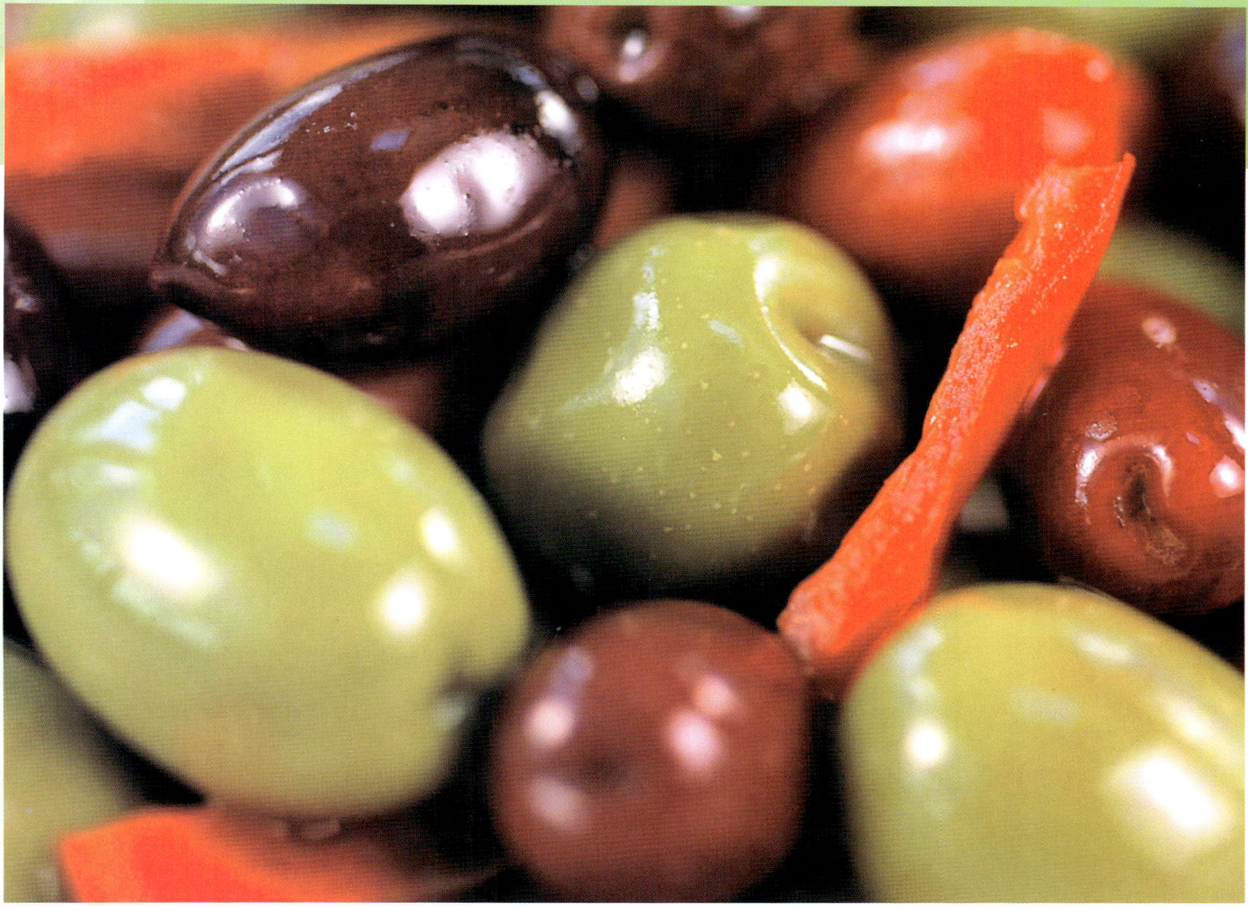

C'est donc vraiment très simple : si vous désirez vous sentir l'esprit clair, débordant d'énergie et mince, vous choisirez des aliments dans le *guna* de la vertu. Il y aura bien sûr des occasions où vous vous laisserez aller à avaler des aliments appartenant à d'autres *gunas*, mais avant de le faire, posez-vous cette question : « Quelles en seront les conséquences ? » ; si vous êtes prêt à les accepter, allez de l'avant. Souvenez-vous, c'est vous qui prenez la décision.

La meilleure façon de renoncer à certains aliments, c'est de ne plus en avoir envie. Faites-moi confiance, si vous faites attention à votre régime, vous arriverez à une période de votre vie où vous n'aurez plus envie de boire autant de café ou d'alcool ni même de manger autant de viande. Je me souviens qu'en participant à mon premier cours de yoga, il y a 22 ans, je m'étais juré de ne jamais renoncer à la viande. Je n'en ai tout simplement plus envie, et donc y renoncer fut en fait très naturel, je n'ai pas eu besoin de me forcer.

CONSEIL : Plus vous vous investissez dans un projet, plus vous en retirerez de bénéfices.

QUELQUES CONSEILS POUR VOUS AIDER À RESPECTER VOTRE PROGRAMME

- Soyez calme quand vous mangez, et cela signifie : pas de télévision.
- Faites jouer de la musique qui vous inspire et qui vous détend ; allumez une bougie si possible. Cette ambiance facilite la digestion vous aidant ainsi à perdre du poids, et à ne pas le reprendre.
- Mâchez bien tous vos aliments. Je sais, c'est ennuyeux, mais cela aide la digestion.
- Personnellement, j'exprime ma gratitude pour les aliments que j'avale et les personnes qui les ont préparés. Je n'en fais pas toute une histoire. Si je suis en présence de personnes où cette pratique est acceptée, je le fais à voix haute, avec eux fort probablement, sinon, je le fais en silence.
- Ne mangez pas après 19 h. Bien sûr, il y aura des occasions où cela ne sera pas possible, mais en règle générale, pour bien dormir, il ne faut pas dormir l'estomac plein.
- Mangez des aliments crus chaque jour, biologiques de préférence (lavez-les soigneusement). Si vous ne pouvez pas acheter des aliments biologiques, rincez les fruits et les légumes dans une solution spéciale offerte dans les magasins d'aliments diététiques.
- Avant chaque repas, faites le test de la faim. Asseyez-vous, posez la main sur le ventre et évaluez, sur une échelle de 1 à 10, à quel point vous avez faim : 1 signifiant que vous crevez de faim et 10 que vous n'avez pas faim du tout. Vous devriez viser la note de 3, 2 ou 1. Vers la fin de chaque repas, posez à nouveau la main sur le ventre et évaluez-vous une fois de plus. Vous devriez viser un 7 ou un 8, pas tout à fait rassasié. Si vous êtes tout à fait rassasié, comment voulez-vous que votre corps fonctionne efficacement ? Il sera surchargé et incapable de fonctionner normalement, et tout le surplus se transformera en masse adipeuse.
- Ne mangez que lorsque vous êtes assis et pleinement conscient de ce que vous faites. Rien que ce conseil, pris très sérieusement, vous épargnera quelques kilos en trop. En fait, vous pourriez éviter un surplus de 3 kg (7 lb) par an, rien qu'en adoptant cette nouvelle habitude. En suivant ce conseil et en le respectant, vous éliminerez d'autres habitudes malsaines.
- Prenez le temps de manger : il faut entre 15 et 20 minutes pour ressentir les effets de l'alimentation. Ralentissez et maigrissez.
- Étalez vos aliments dans votre assiette : vous aurez l'impression de manger plus.

Prenez tous ces conseils au sérieux, mais n'en soyez pas esclave. Appréciez votre nourriture, mais rappelez-vous qu'elle est là pour vous servir, et non l'inverse.

CONSEIL : Rien de tel que le succès pour engendrer le succès. Pensez à vos réussites en termes de composantes de base, elles serviront de tremplin à vos prochains efforts fructueux.

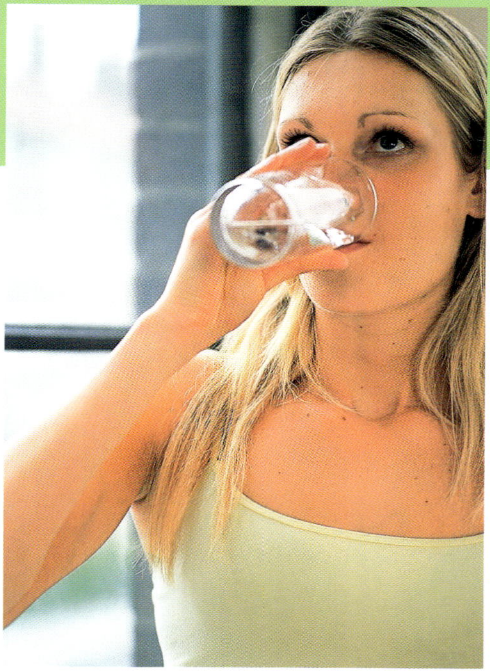

Un mot sur le chocolat

Un tiers du chocolat est constitué de graisses saturées. Il serait donc bon de renoncer au chocolat, sauf en de rares occasions. Vous savez déjà qu'il est riche en sucre et en graisses, je ne vous ennuierai donc pas plus avec ses conséquences, mais d'un point de vue psychologique, le grand avantage de renoncer à une dose régulière de chocolat, c'est que vous serez en mesure de voir objectivement ce qui manque dans votre vie et qui vous pousse à prendre votre dose. La bonne nouvelle ? C'est que lorsque vous constatez que votre vie manque de ceci ou de cela, eh bien, vous essaierez d'y remédier. Donc, en renonçant au chocolat, vous choisissez de vivre un bonheur durable et vous vous rendez un grand service.

Stimulation des intestins

Votre corps doit bien fonctionner ; cela signifie notamment que vous devez aller à la selle régulièrement. Si vous êtes constipé, vous vous sentez gonflé et vous l'êtes ; vous souffrez peut-être de maux de tête ; bref, vous n'êtes pas dans votre assiette. Si votre corps fonctionne normalement, vous devriez aller à la selle une fois par jour. Il est possible d'y parvenir en vous assurant d'inclure beaucoup de fibres dans votre régime alimentaire. Si c'est nécessaire, prenez deux cuillères à thé d'enveloppes de psyllium dans un verre d'eau tous les jours (buvez immédiatement, puis avalez un autre verre d'eau juste après). Ou alors, procurez-vous un produit dépuratif dans un magasin d'aliments naturels. Les produits dépuratifs contiennent des enveloppes de psyllium, des herbes de nettoyage et des acidophiles qui permettent de régler les bonnes bactéries du côlon et de fournir des fibres essentielles. Si vous n'éliminez pas adéquatement et proprement, alors votre corps se bouche à cause des surplus de matières fécales. Cela vous empêche de digérer efficacement et vous pouvez prendre du poids rien que parce que votre système ne fonctionne pas bien. Il y a de nombreuses années, je suis partie faire une cure de détoxication de 33 jours en Californie (sous stricte surveillance) ; j'ai également subi une irrigation du côlon qui permet de vider complètement le gros intestin. Au bout de 21 jours de jeûne, de grosses quantités de déchets étaient encore présentes dans mon corps. J'ai vu beaucoup de choses étonnantes dans la vie, mais ça, c'était vraiment incroyable ! Mais, apparemment, selon le diététicien, c'est tout à fait normal. Il n'était donc pas surprenant que mon corps était intoxiqué et ne fonctionnait pas adéquatement.

Les fibres alimentaires sont excellentes pour stimuler le travail des intestins et contribuent également à faire perdre du poids parce qu'elles permettent de satisfaire l'appétit. Les fibres stabilisent les niveaux de sucre dans le corps et donc l'envie de se jeter sur une collation sucrée disparaît.

Conséquences

Je ne saurai trop répéter ce mot : conséquences. Je voudrais que vous travailliez avec ce mot, dans le cadre de votre régime alimentaire parce qu'il vous aidera à comprendre et à intégrer les concepts que je défends. Chaque fois que vous mangez quelque chose, demandez-vous : quelles seront les conséquences ?

Prenons un exemple. Vous en êtes au jour 4 de votre régime alimentaire de détoxication. Vous rencontrez un ami dans la rue, et vous décidez d'aller dans un bar pour discuter. Il vous demande ce que vous aimeriez boire, vous êtes tout content et heureux de l'avoir rencontré et vous demandez un verre de vin. C'est là qu'intervient la prise de décision. Marquez un temps d'arrêt et demandez-vous : quelles seront les conséquences de ce verre de vin ?

1. Vous mettrez un terme au processus de détoxication.
2. Vous risquez de mettre en danger votre première perte de poids importante : en plus d'être hypercalorique, l'alcool encourage la rétention d'eau.
3. Ce verre de vin vous amènera à en commander un autre, puis un autre et encore un autre. Vous aurez envie de manger des aliments qui ne seront pas appropriés, parce que vous associez l'alcool à des croustilles salées et riches en matières grasses, et parce que l'alcool abolit votre état d'éveil.
4. Vous vous réveillerez le matin et vous ne vous sentirez pas bien (et probablement souffrant de la gueule de bois).
5. Vous regretterez le lendemain d'avoir échoué dans vos résolutions.
6. Puisque vous avez fait un écart au cours de la première semaine, vous ne serez probablement plus convaincu de pouvoir réussir à terminer le programme.
7. L'alcool agit sur les taux de sucre dans le sang et le lendemain, vous aurez envie d'avaler des aliments sucrés.

Cela en vaut-il la peine ? Si votre réponse est non, commandez plutôt de l'eau minérale. Quelles en seront les conséquences ?

1. Vous vous sentirez maître de vos actions et, donc, de votre vie.
2. Vous vous réveillerez le lendemain en vous sentant dynamique et fier de votre force de volonté.
3. Vous éviterez de prendre du poids en raison de la rétention d'eau.
4. Vous n'en serez que plus déterminé à poursuivre votre projet d'éliminer les kilos une fois pour toutes.
5. Votre corps sera plus sain parce que votre foie n'aura pas subi de tension supplémentaire.

S'organiser en vue du succès

1. Assurez-vous de commencer votre régime à une période qui vous convient, de façon à disposer de l'énergie et des occasions nécessaires pour atteindre vos objectifs.
2. Organisez-vous de façon à n'avoir aucune activité sociale au cours de la première semaine, qui fasse intervenir la nourriture.

3. Essayez de réserver du temps supplémentaire pour vous détendre et laisser le temps au processus de détoxication d'avoir lieu, surtout pendant la première semaine.
4. Demandez l'aide de vos amis, de votre famille et expliquez-leur comment ils peuvent vous appuyer. Mieux encore, demandez-leur de prendre part avec vous à ce programme.
5. Planifiez la façon dont vous fêterez votre succès. Qu'est-ce qui vous encouragerait à vous engager pleinement ? Un nouveau vêtement ? Une séance chez l'esthéticienne ? Une balade en montgolfière ? Revoyez vos valeurs (voir page 76) pour vous aider à décider ce qui constituerait une motivation puissante. Faites preuve d'imagination.

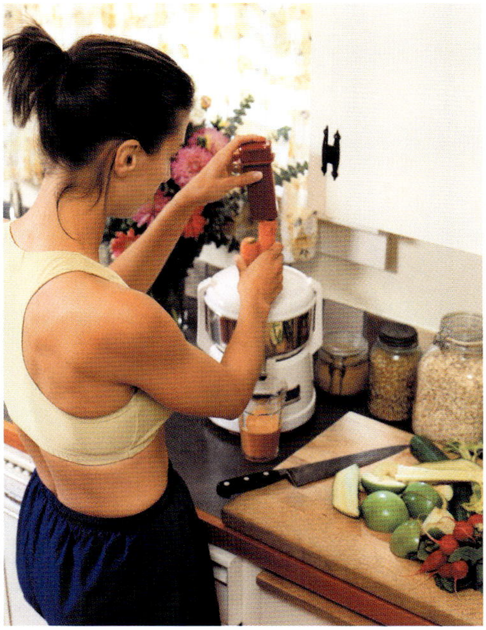

Les courses

Vous l'avez maintes fois entendu dire auparavant : assurez-vous de ne pas aller faire les courses lorsque vous avez faim, parce que c'est là que votre détermination risque de flancher. Certaines personnes aiment faire leurs courses dans Internet : pourquoi ne pas essayer si vous avez tendance à être influencé par les offres spéciales des supermarchés ou les aubaines du jour (qui sont habituellement très caloriques) ? Suivez ces conseils :

1. Faites toujours une liste et respectez-la.
2. N'allez pas faire les courses quand vous avez faim. Mangez d'abord.
3. Vérifiez toujours les étiquettes et n'achetez rien qui contient plus de 5 g de gras.
4. N'allez pas au rayon des confiseries.

Préparation des aliments

1. Préparez vos aliments avec amour. Avec amour. Avec amour. La nourriture préparée et cuisinée avec amour dégage une plus grande énergie que celle qui a été cuisinée sans réfléchir ou qui a été abordée comme une corvée de plus à accomplir.
2. Assurez-vous que tous vos produits sont frais, de façon à ce qu'ils renferment les quantités maximales de vitamines et de minéraux. Par exemple, la vitamine C a une durée de vie très limitée, n'entreposez donc pas les fruits et les légumes trop longtemps avant de les manger.
3. Essayez d'acheter les denrées produites localement et n'oubliez pas qu'il est bon de manger les aliments qui sont de saison.
4. Lavez abondamment les fruits et les légumes. Si vous achetez des produits biologiques, il n'est pas nécessaire de les éplucher. La vaporisation chimique est toxique, donc, si vos aliments ne

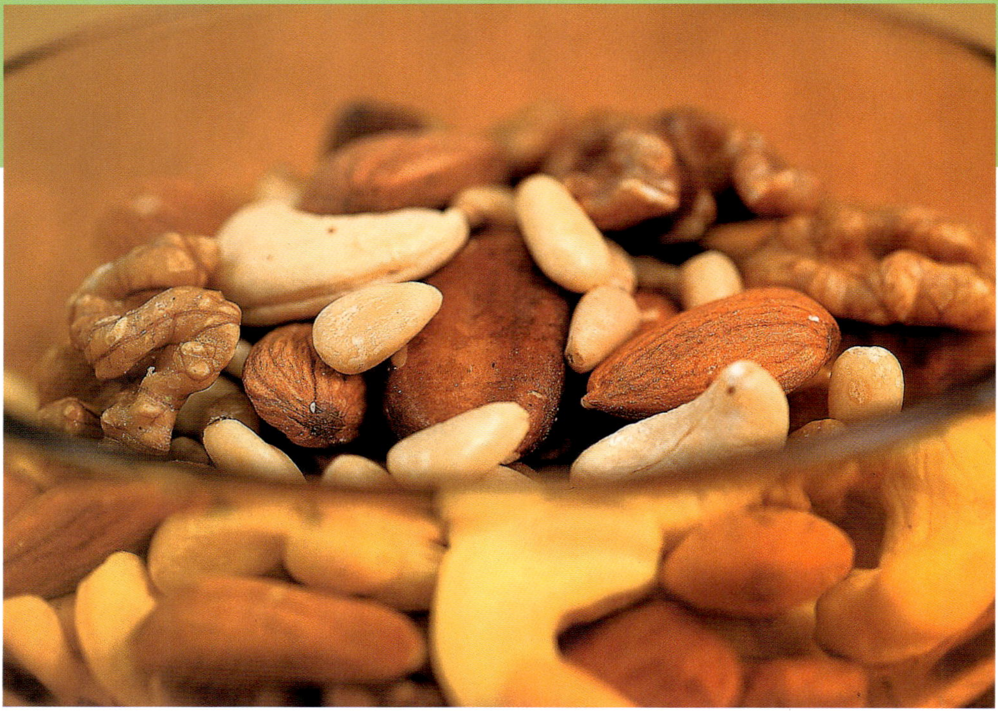

sont pas biologiques, lavez-les dans une solution spéciale qui permet d'éliminer tous les résidus de pesticides.

5. Chaque fois que c'est possible, mangez vos fruits, vos légumes et vos noix crus. Si possible, mangez quelque chose de cru une fois par jour.
6. Lorsque vous devez faire cuire vos fruits et légumes, faites-le en un minimum de temps requis. Si possible, ils devraient conserver leur texture croquante après avoir été cuits.
7. La façon de cuisiner vos aliments est très importante. La cuisson à la vapeur est excellente, tout comme la cuisson au gril (sans ajout ou très peu de matières grasses). Si vous décidez de faire bouillir vos aliments, ne le faites que dans très peu d'eau et portez l'eau à ébullition avant de jeter les aliments dans la casserole. Utilisez l'eau qui reste pour faire des soupes et des bouillons. Pour sauter les légumes, utilisez une poêle non adhésive en fonte ou un wok. Pour éviter que la nourriture ne colle, il ne vous faut qu'une très petite quantité d'huile d'olive que vous badigeonnerez dans le fond de la poêle. Sinon, investissez dans un gril santé : cuisiner vous coûtera moins cher et vous n'aurez pas besoin d'utiliser de corps gras. Songez sérieusement à vous départir de votre friteuse. Les aliments cuits dans une friteuse sont très caloriques et, de plus, les friteuses sont à l'origine de nombreux incendies et brûlures, le goût des aliments en vaut-il vraiment la peine ? Si vous respectez mon programme, vous découvrirez que vous êtes heureux intérieurement et que vous ne désirez plus la nourriture que vous aviez l'habitude de considérer comme un régal.
8. Assaisonnez vos plats à la table et non pas durant la cuisson. Il y a des assaisonnements offerts sur le marché qui font paraître le sel et le poivre bien ennuyeux (voir page 131).

À la maison

1. Videz vos armoires de tout ce qui pourrait être source de tentations, et qui pourrait vous inciter à ne plus suivre votre régime. Ce qui revient à éliminer les biscuits, les croustilles ou le chocolat auxquels vous pourriez avoir accès si vous vous sentez flancher. N'en achetez pas. Au cours des prochaines semaines, vous allez être la personne la plus importante de votre vie, et si d'autres membres de votre famille ont vraiment très envie de manger du chocolat ou des biscuits, ils peuvent se les procurer tout seuls et les garder dans leur chambre. Aucune exception à la règle.
2. Choisissez des fruits frais et des collations saines. J'ai toujours en réserve des carottes épluchées et coupées en morceaux.
3. Les propriétaires ou les gérants de magasins d'aliments naturels sont une véritable mine d'informations : ils peuvent vous offrir des conseils sur une alimentation saine, ils ont peut-être suivi des cours de nutrition et, en général, ils sont très heureux de passer un petit moment avec vous. De plus en plus, dans les supermarchés, on trouve des renseignements sur la manière de s'alimenter sainement.
4. Commencez par faire de l'acte de manger un nouveau passe-temps passionnant ; vous pouvez apprendre beaucoup de choses sur l'alimentation tout en vous amusant. Il y a de nombreux sites Internet consacrés à l'alimentation saine ; à la radio et à la télévision, il y a souvent des émissions intéressantes sur la nourriture. En ce qui concerne votre santé et votre bien-être, vous ne pourrez jamais en faire trop.

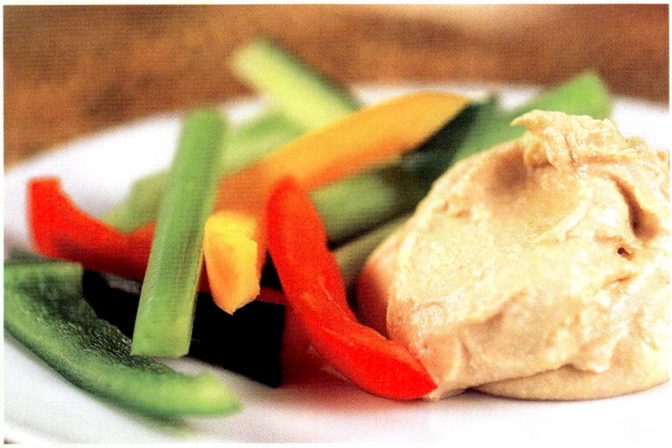

Adapter vos propres recettes

1. Dans les recettes ordinaires, il y a beaucoup trop de corps gras. Vous pouvez utiliser une cuillère à thé d'huile d'olive vierge que vous frotterez sur les aliments à griller ou à sauter ; vous pouvez également éliminer carrément les corps gras.
2. Remplacez le lait entier (complet) ou partiellement écrémé par du lait écrémé ; remplacez la crème par du fromage blanc ou du yaourt nature maigre.
3. Pour toutes les recettes de poulet, n'oubliez pas d'enlever la peau.
4. Évitez d'utiliser les cubes de bouillon offerts dans le commerce, ils sont très salés. Préparez plutôt vous-même les bouillons en utilisant les cubes de bouillon aux légumes biologiques ou du miso.
5. Plutôt que de frire les aliments, il vaut mieux les griller, de préférence sur un gril santé.
6. Si vous mangez de la viande, enlevez tout le gras visible avant de la griller ou alors passez-la à la poêle sans corps gras.

12 Régime alimentaire de 28 jours

Ce régime alimentaire vous permettra de détoxiquer le corps tout en rééduquant vos papilles gustatives pour que vous n'ayez plus envie d'aller chercher des produits alimentaires transformés. Votre système digestif aura ainsi l'occasion de se rétablir après tous les excès subis. À la fin de ce chapitre, je vous propose quelques recettes, certaines sont mes préférées.

Après la première phase de 7 jours du programme, expliquée ci-dessous, vous pouvez, si vous le désirez, le suivre pendant 7 jours supplémentaires, puis encore une troisième semaine de détoxication, puis une dernière semaine : cela fera 28 jours au total. C'est vous qui décidez de la durée de ce programme alimentaire. Au cours de ce régime, vous perdrez des kilos, mais plus encore, votre esprit se transformera pour devenir l'esprit d'une personne mince et en bonne santé, et ce, grâce aux exercices de développement personnel.

En termes de nutrition, les 7 premiers jours seront très stricts ; c'est la raison pour laquelle j'ai dressé la liste des produits qui vous seront nécessaires au cours de cette première semaine. Elle servira également de stage de désaccoutumance ; en effet, vous n'aurez plus envie d'avaler tous ces aliments qui vous sont si nocifs.

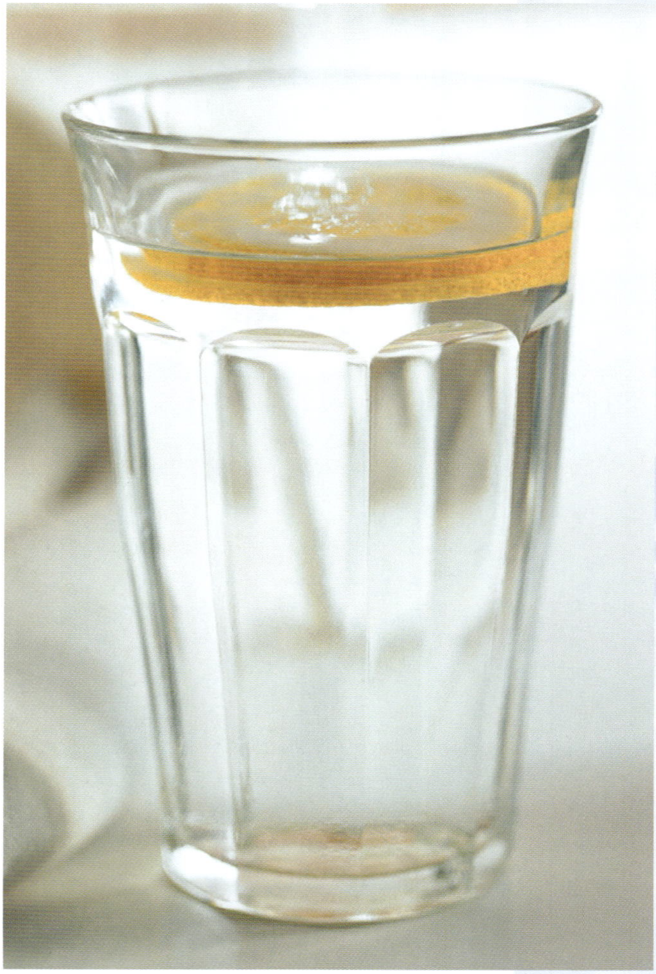

Semaine 1

Pendant les 7 premiers jours, pas de café, pas de thé ni d'alcool. Vous ne pouvez boire que de l'eau filtrée ou en bouteille, ou des tisanes. Chaque matin, dès que vous vous levez, avalez un verre d'eau tiède dans lequel vous aurez pressé le jus de la moitié d'un citron. Si possible, essayez de ne manger que des aliments biologiques. À moins d'être spécifiquement indiqués dans le programme, n'ajoutez ni sel ni condiment aux recettes.

Liste de provisions

1 pamplemousse
4 citrons
6 pommes
6 bananes
Eau en bouteille ou eau filtrée
Céréales et müesli (sans sucre, sans sel)
Céréales sans blé
Lait écremé et/ou lait de soja
Soupes (à faible teneur en gras, de préférence biologiques)
175 g (6 oz) de poisson à chair blanche
150 g (5 oz) de haricots verts
75 g (3 oz) de pommes de terre nouvelles
3 pommes de terre pour cuire au four
1 paquet de galettes de riz nature, sans sel
3 sachets de légumes à sauter
2 poitrines de poulet biologique déjà cuites de 75 g (3 oz) chacune (si vous êtes végétarien, il existe des substituts de poulet au rayon des produits surgelés)
1 darne de thon (ou 1 poitrine de poulet)
1 boîte de thon
Tofu (le tofu à texture veloutée est le meilleur) d'une boutique d'aliments naturels
Des légumes à salade, y compris des tomates – une bonne variété
2 pots de compote de fruit, sans sucre, du commerce ou faite maison (voir page 115)
1 grand pot de yaourt nature, maigre, à la grecque
1 grand pot de fromage cottage nature (fromage blanc)
1 petit pot de mayonnaise à faible teneur en gras
1 petite boîte de conserve de haricots blancs cuits biologiques (sans sucre)
Du pain faible en calories
25 g (1 oz) de pignons
Riz entier (complet)
Divers légumes biologiques pour faire des soupes ; n'achetez pas de pommes de terre, de navets, de petits pois ni de grosses fèves puisque leur teneur en amidon est très élevée
1 paquet de pain suédois sans blé

J'ai tenu à ce que les repas soient simples au cours de la première semaine de ce programme. Cela vous permettra de consacrer plus de temps et d'énergie à travailler au programme *Yoga minceur*; n'oubliez pas d'exécuter les postures tous les jours. Il faut beaucoup de temps et d'efforts pour entreprendre un programme d'amaigrissement et de remise en santé; si vous passez trop de temps à la cuisine, vous aurez moins de temps pour vous. Tentez d'obtenir l'appui des membres de votre famille, expliquez-leur ce que vous ressentez et dites-leur que vous voulez être en bonne santé, mince et en forme. Faites-leur voir que ce programme est très agréable et peut-être que la promesse d'une nouvelle maman/épouse rayonnante les encouragera à mettre la main à la pâte.

JOUR 1

Matin

1 demi-pamplemousse bien mûr (n'ajoutez pas de sucre, vous apprendrez bien vite à apprécier le sucre à l'état naturel).

25 g (1oz) de céréales à faible teneur en gras, sans sucre et 150 ml (5 oz) de lait écrémé (ou du lait de soja faible en gras pour ceux et celles qui aimeraient réduire leur consommation de produits laitiers).

Collation

1 fruit (essayez de consommer un fruit différent chaque jour).

Midi

175 g (6 oz) de poisson cuit à la vapeur ou grillé et un filet de jus de citron.

150 g (5 oz) de haricots verts.

75 g (3 oz) de pommes de terre nouvelles cuites avec leur peau ou 1 pomme de terre à cuire au four (n'ajoutez jamais de beurre sur une pomme de terre au four; au restaurant, n'oubliez pas de demander une pomme de terre sans beurre).

Collation

2 galettes de riz nature.

Soir

75 g (3 oz) de poulet biologique ou 125 g (4 oz) de tofu, avec des légumes à sauter (si pour des raisons de commodité, vous achetez les légumes préparés, jetez la sauce).

JOUR 2

Matin

1 demi-pamplemousse.

50 g (2 oz) de müesli et 150 ml (5 oz) de lait écrémé ou de lait de soja faible en gras.

Collation

1 pomme.

Midi

1 pomme de terre au four, farcie au thon (vous aurez auparavant mélangé le thon avec de la mayonnaise faible en gras).

Salade.

Collation

1 banane.

Soir

Soupe maison (recettes pages 116 à 118)

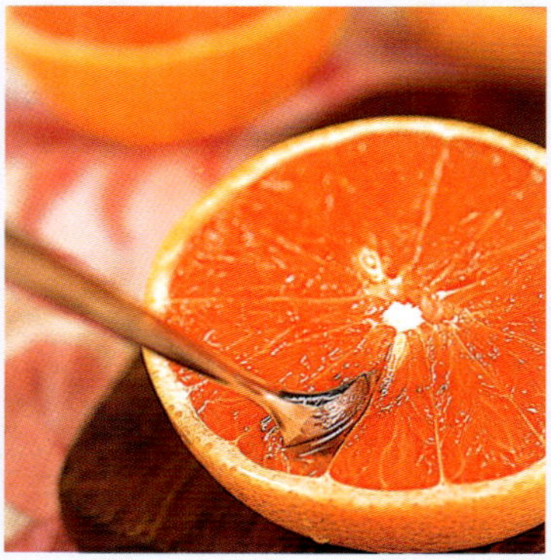

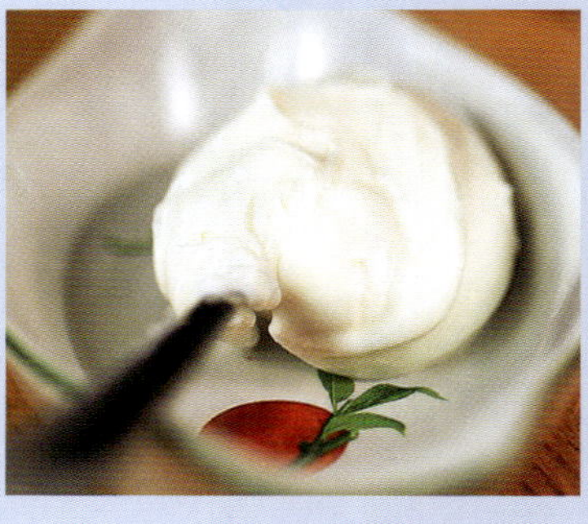

ou choisissez une de vos soupes préférées, assurez-vous qu'elle est faible en gras et qu'elle est faite avec de nombreux légumes).

JOUR 3

Matin

1 petit pot de Compote de fruits (recette page 115), mélangée à 120 g (1/4 de lb) de yaourt nature, maigre, à la grecque.

Collation

2 tranches de pain suédois sans blé, tartinées de Marmite (extrait de levure) ou de fromage à pâte molle faible en gras.

Midi

Salade de poulet biologique (une poitrine de poulet suffit, sans peau, ou un substitut si vous êtes végétarien).

Vinaigrette faible en gras ou vinaigrette maison (recettes pages 125 à 127).

Collation

1 pomme.

Soir

Haricots blancs cuits sur 2 tranches de pain faible en calories.

JOUR 4

Matin

1 pomme, 1 banane.

Collation

2 galettes de riz nature.

Midi

Salade : 25 g (1 oz) de pignons et légumes crus ; Vinaigrette aux pommes et au raifort (recette page 127).

Collation

1 banane.

Soir

50 g (2 oz) de fromage cottage (fromage blanc) et 1 tomate sur deux tranches de pain suédois sans blé.

JOUR 5

Matin

Compote de fruits ou 2 fruits (pas de banane).

Collation

1 banane.

Midi

Soupe maison au choix (recettes pages 116 à 118).

Collation

2 galettes de riz.

Soir

1 darne de thon ou 1 poitrine de poulet, de grosseur moyenne, grillée.

Légumes frais à volonté, légèrement cuits (pas de pomme de terre, de navet, de petits pois ni de gros haricots).

JOUR 6

Matin

2 fruits.

Collation

1 banane.

Midi

Une pomme de terre à cuire au four, farcie au fromage cottage (fromage blanc), aromatisants naturels (Tabasco ou fines herbes).

Salade de légumes frais.

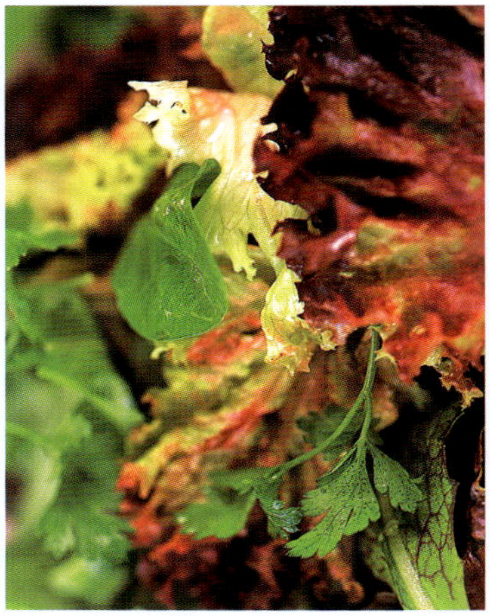

Collation

1 pomme (si vous ne mangez pas de pomme cuite au four le soir).

Soir

Riz entier (complet) et macédoine de légumes.

1 pomme au four (si vous avez décidé de ne pas manger de pomme pour la collation, recette page 129).

JOUR 7

Matin

25 g (1 oz) de céréales sans blé (offertes au rayon des produits biologiques des grandes surfaces ou dans les magasins spécialisés), 150 ml (5 oz) de lait écrémé ou de lait de soja faible en gras ou encore du Gruau délicieux (recette page 116).

Collation

1 petit bol de soupe (faite maison ou avec un sachet de miso instantané).

Midi

Fromage cottage (fromage blanc) et légumes (sous forme de salade si vous préférez). Essayez d'y inclure des germes de soja.

Collation

2 tranches de pain suédois sans blé.

Soir

Légumes à sauter avec du tofu ou du poulet biologique, ou encore un plat que vous aurez choisi dans les recettes (pages 121 à 125).

Semaine 2

À ce stade-ci, il serait bon de faire un peu d'auto-évaluation. Comment vous sentez-vous ? Plus léger ? Vous vous êtes peut-être pesé. Si oui, avez-vous perdu du poids ? Je ne suis pas toujours favorable à ce qu'on se pèse à la fin de la première étape, parce qu'on peut faire une fixation sur le résultat du pèse-personne, et nous savons tous que les femmes peuvent prendre du poids en un jour, en raison de la rétention d'eau. Pesez-vous si vous le désirez, si cela peut vous être utile ; sinon, fiez-vous à vos vêtements et évaluez-vous honnêtement. Après cette première semaine, vous devriez vous sentir plus à l'aise dans vos vêtements ; vous aurez dépassé ce stade de malaise qui accompagne un processus de détoxication. En réalité, vous serez impatient de continuer le programme prévu pour les semaines suivantes. Si au cours des premiers jours de cette cure de détoxication, vous avez éprouvé des maux de tête, ne vous inquiétez pas, il s'agit là d'une conséquence naturelle, liée à la suppression du café et du thé.

Au cours de cette deuxième semaine, de nouveaux aliments seront ajoutés. N'oubliez pas toutefois de boire un verre d'eau avec du citron le matin, quand vous vous levez.

JOUR 8

Matin

1 demi-pamplemousse.

25 g (1 oz) de céréales biologiques (sans sucre, sans sel), 150 ml (5 oz) de lait écrémé ou de lait de soja faible en gras.

Collation

2 galettes de riz (goûtez les galettes aromatisées, elles sont délicieuses).

Midi

Salade composée d'environ 75 g (3 oz) de riz entier (complet) et d'une macédoine de légumes avec Mayonnaise sans œufs (recette page 127). Ou alors, mélangez 5 ml (1 c. à thé) d'huile d'olive et 10 ml (2 c. à thé) de vinaigre balsamique. Ajoutez beaucoup de fines herbes séchées moulues ou mieux encore, utilisez des fines herbes fraîches.

Collation

1 fruit.

Soir

175 g (6 oz) de poisson grillé ou cuit à la vapeur ou frit sans corps gras, et Salade orientale (recette page 126).

JOUR 9

Matin

1 demi-pamplemousse.

Champignons (pochés dans un peu de lait ou grillés) sur une tranche de pain complet.

Collation

1 banane.

Midi

1 pain pita farci au Pâté de haricots rouges (recette page 118) ; salade avec des olives si vous le désirez.

Collation

2 tranches de pain suédois sans blé ; tartinade faible en gras.

Soir

1 portion moyenne de Galette aux lentilles et au sarrasin (recette page 124) avec des légumes cuits. Si vous disposez d'un gril santé, grillez vos légumes, laissez-vous tenter par des aubergines, des champignons, des poivrons.

JOUR 10

Matin

Gruau délicieux (recette page 116).

Collation

2 fruits.

Midi

1 pomme de terre au four, thon et salade de légumes frais.

Collation

1 crêpe au blé entier (complet), faite maison ou achetée dans les magasins spécialisés.

Soir

Fromage cottage (fromage blanc) ; Pain aux noix (recette page 121) ; légumes vapeur.

JOUR 11

Matin

50 g (2 oz) de quinoa non cuit (cuisez les céréales, divisez et congelez la deuxième portion pour la semaine suivante).

45 ml (3 c. à soupe) de yaourt maigre (probiotique) auquel vous aurez ajouté 15 ml (1 c. à soupe) de graines de lin et 5 ml (1 c. à thé) de miel.

Collation

2 galettes de riz (gardez-les pour le midi si vous le souhaitez).

Midi

Légumes crus biologiques et Hommos (recette page 119).

Collation

1 banane congelée. (Très facile à préparer. La veille, pelez la banane et mettez-la au congélateur. C'est un régal, au goût de crème glacée, sans gras et sans calories.)

Soir

Saucisses végétariennes (recette page 121), légumes verts et rutabaga. Si vous le désirez, vous pouvez verser un peu de sauce en sachet instantanée.

JOUR 12

Matin

1 tranche épaisse ou 2 tranches minces de pain complet ; tartinade aux fruits biologiques (la tartinade à la mangue est délicieuse).

Collation

2 fruits.

Midi

Soupe fruitée aux lentilles (recette, page 117) et petit pain. (Si vous désirez des repas sans blé, choisissez 2 tranches de pain suédois sans blé ou deux galettes d'avoine.)

Collation

1 crêpe faible en gras et en sucre.

Soir

Pâtes au fromage à pâte molle, sauce aux noix de cajou (recette page 124).

JOUR 13

Matin

Compote de fruits (recette page 115), yaourt biologique maigre.

Collation

1 crêpe faible en gras et en sucre.

Midi

2 Galettes de lentilles et de soja, (recette page 122), salade.

Collation

1 fruit (vous pouvez choisir de ne pas manger de fruit ici et manger une Pomme au four au repas du soir, recette page 129).

Soir

Soupe aux épinards et aux pois chiches (recette page 118).

Pomme au four (facultatif).

JOUR 14

Matin

Si vous le désirez, œuf à la coque ou poché sur une tranche de pain complet ; sinon une tranche de pain avec du miel ou une tartinade aux fruits.

Collation

1 banane.

Midi

1 pain pita farci au feta, 6 olives et une salade.

Collation

Fruit exotique, mangue ou papaye par exemple.

Repas de fête

Champignons à l'ail faibles en gras (recette page 120).

Darne de thon grillé, légumes vapeur ou salade.

1 banane congelée.

Félicitations ! Vous êtes parvenu à la moitié du programme. Vous devez sans aucun doute vous sentir vivant, détendu et plus assuré. Nous avons introduit des œufs dans le programme (facultatif) et avons ajouté quelques recettes simples. Si vous préférez ne pas manger d'œufs, procurez-vous un substitut dans les magasins spécialisés.

Semaine 3

JOUR 15

Matin

25 g (1 oz) de céréales de quinoa (précuites), 150 ml (5 oz) de lait écrémé ou de lait de soja faible en gras.

100 g (3 1/2 oz) de Compote de fruits (recette page 115) mélangée à 5 ml (1 c. à thé) de yaourt maigre à la grecque.

Collation

1 pomme.

Midi

Soupe au brocoli (recette page 116), deux Tartines à l'ail (recette page 120).

Collation

1 yaourt maigre.

Soir

Ragoût d'épinards et de patate douce (recette page 122).

JOUR 16

Matin

25 g (1 oz) de céréales et lait écrémé, ou du Gruau délicieux (recette page 116).

Collation

1 petit paquet de mini-galettes de riz.

Midi

Salade de haricots rouges (recette page 125) avec 100 g (3 1/2 oz) de feta ou de tofu .

Collation

1 poire.

Soir

Plat végétarien aux champignons à la Stroganov (recette page 123).

JOUR 17

Matin

100 g (3 1/2 oz) de Compote de fruits (recette page 115).

Collation

2 tranches de pain suédois sans blé, (peu importe le genre) et tartinade faible en gras.

Midi

l bol moyen de Soupe aux carottes et à la coriandre (recette page 117) et petit pain ou 2 galettes de riz.

Collation

1 banane.

Soir

Pâtes au fromage à pâte molle et aux noix de cajou (recette page 124).

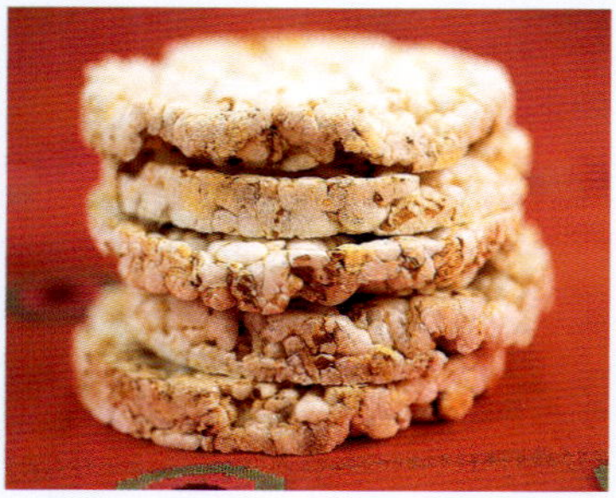

JOUR 18

Matin

1 tranche de pain au blé entier (complet) et tartinade sans sucre.

Collation

Dessert à la mangue et au tofu (recette page 129).

Midi

1 bol moyen de soupe maison ou biologique du commerce (moins de 3 g de gras), et petit pain ou deux tranches de pain suédois sans blé.

Collation

1 poire.

Soir

Sauté au poulet ou aux légumes, avec une poitrine de poulet biologique ou un substitut si vous êtes végétarien.

JOUR 19

Matin

25 g (1 oz) de céréales (de nouvelles céréales si vous le désirez), 150 ml (5 oz) de lait écrémé ou de lait de soja faible en gras.

Collation

2 prunes si elles sont de saison, sinon 1 pomme.

Midi

1 part de 7 x 10 cm (3 x 4 po) de Galette au fromage (recette page 119).

Salade aux germes de luzerne, à la tomate et au concombre.

Vinaigrette faible en gras au choix ou Vinaigrette aux pommes et au raifort (recette page 127).

Collation

1 crêpe faible en gras et en sucre.

Souper

2 hamburgers végétariens grillés et une salade composée de chou blanc râpé et d'autres légumes (autant que vous le désirez).

Vinaigrette au choix (recettes pages 125 à 127).

JOUR 20

Matin

1 banane, 1 pomme et 1 orange.

Collation

1 petit paquet de mini-galettes de riz aromatisées.

Midi

1 pomme de terre au four et Hommos (recette page 119) ; salade de tomates et laitue.

Collation

2 tranches de pain suédois sans blé et Confiture amincissante (recette page 115).

Soir

Poisson grillé, légumes vapeur et 1 petite pomme de terre au four.

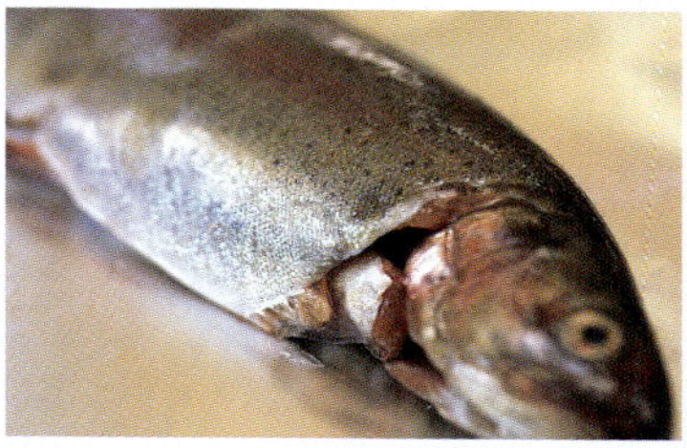

JOUR 21

Matin

Céréales hypocaloriques au choix ; 150 ml (5 oz) de lait écrémé ou de lait de soja faible en gras.

Collation

1 fruit tropical.

Midi

Sandwich aux saucisses (2 substituts végétariens ou 2 saucisses maison, recette page 121). Coupez les saucisses dans le sens de la longueur et posez-les entre deux tranches de pain hypocalorique. Vous pouvez étaler de la moutarde ou une sauce piquante sur le pain, si vous le désirez.

Repas de fête

Salade de crevettes : 100 g (3 1/2 oz) de crevettes, laitue et Vinaigrette au yaourt (recette page 126).

Plat végétarien aux champignons à la Stroganov (recette page 123).

Mousse aux fruits secs (recette page 128).

Très bon travail ! Vous venez de terminer la troisième semaine du programme de yoga et de régime alimentaire.

Faites cet exercice maintenant. Asseyez-vous, levez le bras droit à la verticale, au-dessus de la tête, pliez le coude et donnez-vous une petite tape dans le dos, tout en disant : « je suis fantastique, j'y suis arrivé ! »

Pensez à ce que vous ressentez vraiment ; regardez-vous. Vous pouvez constater les résultats de votre autodiscipline et de votre dévouement au programme *Yoga minceur*.

Semaine 4

JOUR 22

Matin

1 demi-pamplemousse.

1 tranche de pain complet et champignons grillés.

Collation

1 crêpe à faible teneur en gras et en sucre.

Midi

Soupe au choix (recettes pages 116 à 118) ou soupe du commerce, biologique, faible en gras.

1 petit pain au blé entier (complet) ou 2 galettes de riz.

Collation

1 fruit au choix.

Soir

Choisissez un plat parmi les plats précédents (mais non celui du jour 21 !).

JOUR 23

Matin

Gruau délicieux (recette page 116). Mélangez avec de l'eau plutôt qu'avec du lait si vous préférez.

Collation

2 tranches de pain suédois sans blé et tartinade faible en gras.

Midi

Salade de laitue, germes de luzerne, tomate, concombre ; vinaigrette : 5 ml (1 c. à thé) d'huile d'olive et 10 ml (2 c. à thé) de vinaigre balsamique ; 25 g (1 oz) de pignons, 1 pomme de terre au four et 5 ml (1 c. à thé) de Hommos (recette page 119).

Collation

25 g (1 oz) de fruits secs.

Soir

Choisissez un plat parmi les plats précédents.

JOUR 24

Matin

100 g (3 oz) de Compote de fruits (recette page 115) et 30 ml (2 c. à soupe) de yaourt maigre à la grecque.

Collation

1 petit paquet de galettes de maïs ou de riz.

Midi

1 Pain pita farci au thon (recette page 118).

Collation

1 pomme ou 1 poire.

Soir

Choisissez un plat parmi les plats précédents.

JOUR 25

Matin

2 tranches de pain et tartinade au choix, faible en sucre.

Collation

1 pomme.

Midi

1 bol moyen de Soupe aux carottes et à la coriandre (recette page 117) ; Tartine à l'ail (recette page 120).

Collation

1 crêpe faible en gras et en sucre.

Soir

Salade de poulet composée d'une poitrine de poulet (sans peau), de laitue, de tomate, de concombre, de germes de luzerne et tout autre légume de votre choix ; vinaigrette hypocalorique. Utilisez un substitut de poulet si vous êtes végétarien.

JOUR 26

Matin

100 g (3 $^{1}/_{2}$ oz) de Compote de fruits (recette page 115) et tofu velouté ou 30 ml (2 c. à soupe) de yaourt maigre à la grecque.

Collation

2 galettes de riz.

Midi

Soupe ou salade.

Collation

1 poire.

Soir

Poisson grillé et une grande assiette de légumes (y compris 1 pomme de terre au four ou 3 pommes de terre nouvelles).

JOUR 27

Matin

Choisissez un menu du matin dans les sélections précédentes.

Collation

Salade de fruits.

Midi

Pomme de terre au four farcie à l'Hommos (recette page 119) ou Salade de haricots rouges (recette page 125).

Collation

25 g (1 oz) de fruits secs.

Soir

2 Saucisses végétariennes (recette page 121), avec légumes verts et rutabaga ; sauce en sachet instantanée, si vous le désirez.

JOUR 28

Matin

Mousse aux fruits secs (recette page 128) servie dans votre plus belle vaisselle.

Collation

1 fruit tropical.

Midi

1 part de 7 x 10 cm (3 x 4 po) de Galette au fromage (recette page 117) et une salade au choix ; Vinaigrette aux pommes et au raifort (recette page127).

Collation

1 petit paquet de mini-galettes de riz.

Repas de fête

Salade de crevettes : laitue, 50 g (2 oz) de crevettes, Vinaigrette au yaourt (recette page 126).

Poulet ou poisson grillé et légumes vapeur.

1 portion de 5 cm (2 po) de Gâteau aux dattes et à la rhubarbe (recette page 129). Si vous avez une bougie d'anniversaire, posez-la sur la portion de gâteau pour fêter votre réussite.

Bravo ! Vous venez de compléter le programme de 28 jours de *Yoga minceur*. Merveilleux ! Vous devez vous sentir et paraître mieux. Vous devez vous sentir différent ; en fait, vous êtes différent ! Vous aurez opéré plusieurs transformations internes qui, en raison de votre perspicacité et des découvertes que vous aurez faites sur vous, seront permanentes. Vous aurez compris que votre surplus de poids n'était pas seulement physique, mais qu'il était aussi affectif et mental, et vous aurez lâché prise. Vous aurez compris les bienfaits d'une alimentation saine, vous en aurez fait l'expérience et vous aurez appris que ses répercussions sont gratifiantes.

- La pratique quotidienne du yoga, l'adoption du programme *Yoga minceur* et la poursuite des exercices de développement personnel vous ont transformé en une personne que vous n'auriez jamais imaginée. Vous serez plus mince, vous aurez plus d'énergie, vous vous sentirez plus sexy, plus assuré, plus calme, plus aimant et plus lucide, votre vie sera naturelle et emplie de joie. Bon travail !
- Vous pouvez recommencer ce régime alimentaire si vous le souhaitez. Reprenez les repas d'une semaine préférée ou alors, partez à la recherche de nouvelles recettes saines et intégrez-les à ce programme.

Yoga minceur : recettes

Je suis convaincue que toute la famille aimera ces recettes succulentes, saines, appétissantes ; vous pourrez même les servir lors de repas de fête ou d'occasions particulières, un repas entre amoureux par exemple. Vous n'avez qu'à changer votre façon de cuisiner et, grâce à cette nouvelle méthode, vous et ceux qui vous entourent déborderez d'énergie ! Le programme *Yoga minceur* vous offre en effet l'occasion de cuisiner de façon à enrichir votre vie et celle des personnes qui vous sont chères.

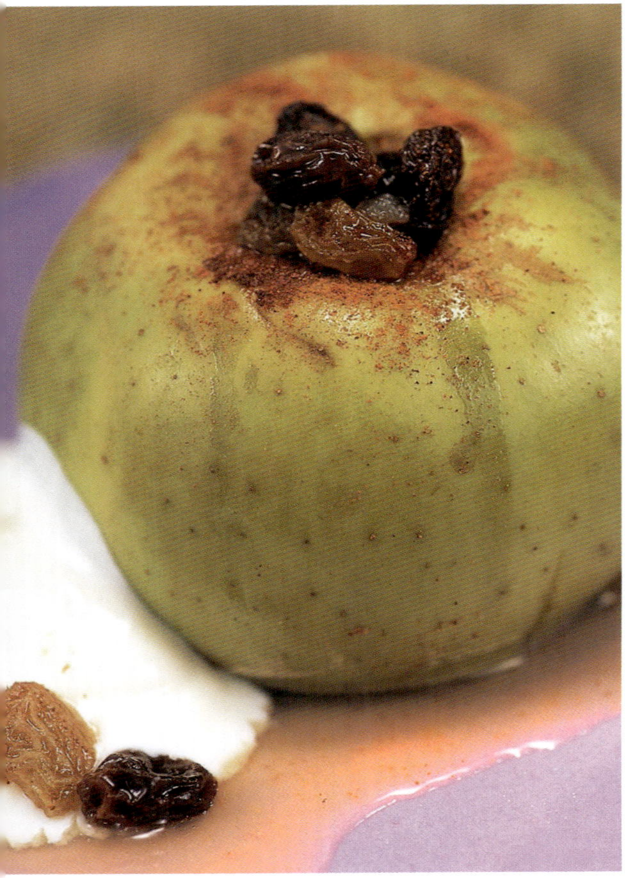

Conseils pour servir

Les aliments que vous servez doivent être toujours bien présentés. Il m'est déjà arrivé de présenter des plats cuisinés abominablement, mais présentés élégamment, et de m'en sortir indemne. Choisissez un pâté pour sa forme et sa couleur, et présentez-le sur un plateau d'argent, il paraîtra succulent. Une vaisselle en terre cuite accompagne très bien des aliments sains ; des aliments présentés dans des fruits sont beaux à voir, y avez-vous déjà pensé ? Du riz servi dans une moitié d'ananas que vous aurez auparavant vidé coupe le souffle. L'impression qu'il s'agit de donner ici, c'est que vous êtes une personne unique et que les aliments que vous servez sont également uniques. Pensez à embellir la table, allumez des bougies : un repas est un moment privilégié. Je choisis également de la musique qui s'accorde bien avec ce que je sers, de la musique latino-américaine dynamique si j'ai prévu un repas mexicain ou un air de cithare lors d'un repas indien. Créez une bonne ambiance et nourrissez-vous-en. Nous avons déjà parlé des vêtements que l'on pouvait porter pour créer une illusion ; ici, il s'agit d'une ambiance autour de la table qui crée une illusion. Avec un peu de préparation, vous pouvez vous convaincre que vous êtes dans un restaurant très chic et que vous êtes la personne la plus merveilleuse du monde, et, bien entendu, c'est ce que vous êtes.

Matin

MÜESLI MAISON
6 à 8 portions

Préparez ce müesli en début de semaine ; versez-le dans un contenant hermétiquement fermé et il y en aura suffisamment pour la première semaine.

500 g (1 lb) de céréales mélangées (si vous essayez d'éviter de manger du blé, n'employez que des flocons d'avoine, d'orge et de maïs)
30 ml (2 c. à soupe) de noix mélangées, coupées en petits morceaux
30 ml (2 c. à soupe) de raisins secs, de Corinthe ou de Smyrne
1 kg (2 lb) de fruits secs coupés en morceaux (dattes ou papayes par exemple)

- Mélangez tous les ingrédients et versez-les dans un contenant hermétiquement fermé. Placez le contenant dans un endroit frais qui n'est pas exposé à la lumière.

CONFITURE AMINCISSANTE
10 à 12 portions

1 paquet de gelée de fruits, sans sucre
250 à 500 g ($^1/_2$ à 1 lb) de fruits frais, blanchis

- Préparez 600 ml (2 $^1/_3$ tasses) de gelée sans sucre, conformément aux directives indiquées sur le paquet.
- Ajoutez les fruits.
- Mélangez le tout et versez dans des pots à confiture. Cette confiture se conserve deux semaines au réfrigérateur.

COMPOTE DE FRUITS
6 portions

Cette compote se conserve très bien au réfrigérateur ; elle est délicieuse accompagnée de yaourt maigre biologique, à la grecque.

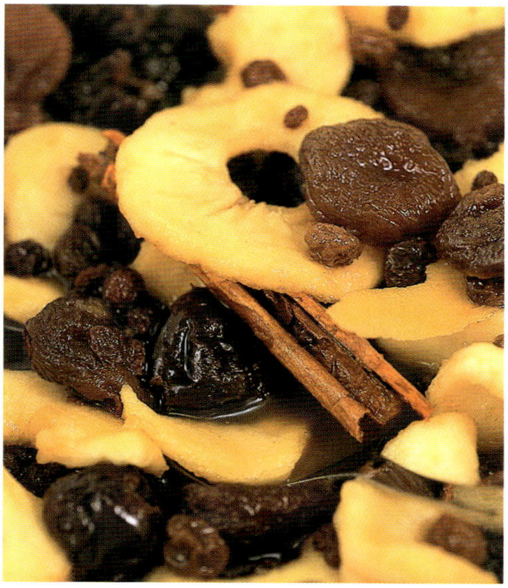

75 g (3 oz) d'abricots secs non soufrés
75 g (3 oz) de pommes séchées
75 g (3 oz) de pruneaux séchés
40 g (1 $^1/_2$ oz) de raisins de Smyrne
40 g (1 $^1/_2$ oz) de raisins de Corinthe
425 ml (1 $^1/_2$ tasse) de jus de pomme naturel, sans sucre
1 bâton de cannelle de 6 cm (2 $^1/_2$ po)
1 zeste fin de citron non traité

- Coupez les pruneaux, les pommes et les abricots en petits morceaux. Versez tous les fruits dans un grand bol et recouvrez de jus de pomme.

- Mettez le bâton de cannelle et le zeste de citron dans le bol. Laissez reposer pendant 12 heures.
- Retirez le zeste de citron et coupez-le très finement. Versez les fruits, le bâton de cannelle et les morceaux de zeste dans une casserole. Faites bouillir à petit feu. Laissez mijoter pendant 15 minutes.
- Retirez le bâton de cannelle et servez la compote, chaude ou froide.

GRUAU DÉLICIEUX
2 portions

Cela fait 20 ans que mon mari mange ce gruau presque tous les matins, et c'est la personne la plus en forme que je connaisse !

50 g (2 oz) de flocons d'avoine
2 bananes de grosseur moyenne, coupées en morceaux
Eau ou lait

- Versez les flocons d'avoine dans un bol et ajoutez-y les morceaux de banane.
- Versez l'eau ou le lait, ou un mélange des deux, pour recouvrir les flocons.
- Placez le bol dans le micro-ondes, à pleine puissance pendant 3 minutes et remuez avant de servir.

Soupes

SOUPE AU BROCOLI
4 portions

5 ml (1 c. à thé) de sel de mer
700 ml (3 tasses) d'eau filtrée
500 g (1 lb) de brocoli ; séparez les fleurettes du brocoli et coupez la tige en très petits morceaux
Assaisonnement au goût (muscade, clous de girofle, poivre, zeste d'orange, ginseng)
Fines herbes fraîches coupées pour garnir

- Dans une grande casserole, versez l'eau et le sel de mer. Amenez à ébullition et ajoutez le brocoli. Couvrez et laissez mijoter pendant 10 minutes.
- Retirez le brocoli de la casserole à l'aide d'une écumoire et versez dans un robot culinaire, avec un peu d'eau de cuisson. Gardez l'eau de cuisson dans la casserole.
- Réduisez le brocoli en purée pendant 2 à 3 minutes jusqu'à ce que sa consistance soit homogène.
- Versez graduellement l'eau de cuisson dans le robot culinaire.
- Saupoudrez d'assaisonnements au goût et garnissez de fines herbes.

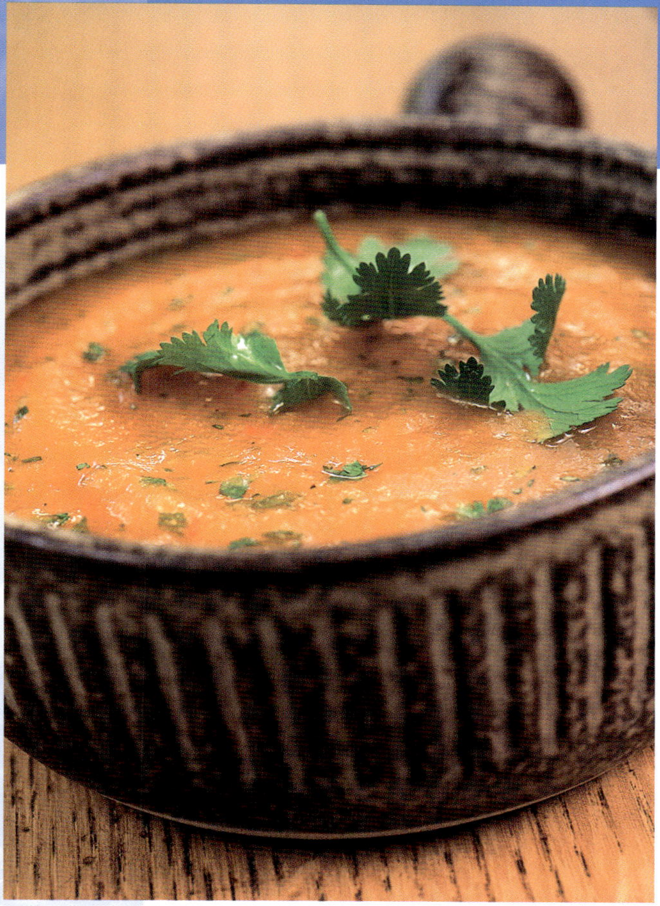

■ Versez tous les ingrédients, à l'exception du miso, dans une grande casserole. Mettez de côté quelques feuilles de coriandre pour la garniture. Amenez à ébullition ; ensuite, laissez cuire à petit feu.
■ Laissez mijoter pendant 25 minutes, jusqu'à ce que les légumes soient tendres. Réduisez les légumes en une purée homogène ; versez-les dans la casserole pour ne pas qu'ils refroidissent.
■ Dans un bol, mélangez le miso avec quelques cuillerées de soupe puis, versez dans la casserole. Assaisonnez et garnissez de quelques feuilles de coriandre.

SOUPE AUX CAROTTES ET À LA CORIANDRE
4 portions

1 litre (4 tasses) de bouillon de légumes
1 gros oignon haché
750 g (1 1/2 lb) de carottes, coupées en morceaux
1 piment rouge frais, épépiné et coupé en morceaux
Le jus et le zeste râpé d'un citron
1 gousse d'ail épluchée
Assaisonnement
1 petit bouquet de coriandre fraîche hachée
15 ml (1 c. à soupe) de miso

SOUPE FRUITÉE AUX LENTILLES
4 portions

50 g (2 oz) de lentilles rouges séchées, rincées
50 g (2 oz) d'abricots secs
1 grosse pomme de terre, coupée en gros morceaux
1,2 litre (4 1/2 tasses) de bouillon fait à partir d'eau filtrée et d'un cube de bouillon biologique (vendu dans les magasins d'aliments biologiques)
5 ml (1 c. à thé) de graines de moutarde noire
Le jus d'un petit citron
5 ml (1 c. à thé) de cumin moulu
Assaisonnement

■ Versez les lentilles et les abricots dans une grande casserole. Ajoutez la pomme de terre et les autres ingrédients.
■ Amenez à ébullition, couvrez et laissez mijoter pendant 30 minutes. Laissez reposer et mixez.
■ Réchauffez et assaisonnez au goût avant de servir.

SOUPE AUX ÉPINARDS ET AUX POIS CHICHES

4 portions

Une soupe délicieuse qui, à elle seule, peut constituer un repas. On peut substituer du cresson aux épinards.

10 ml (2 c. à thé) d'huile d'olive vierge
1 gros oignon haché
2 gousses d'ail écrasées
50 g (2 oz) de lentilles rouges séchées, rincées
50 g (2 oz) de riz à long grain rincé
1,8 litre (6 tasses) d'eau filtrée
Assaisonnement
100 g (3 1/2 oz) de pois chiches secs qui auront trempé dans l'eau toute la nuit et qui auront mijoté pendant une heure ou jusqu'à tendreté (pourquoi ne pas préparer une quantité double et congeler la moitié ?) ou une boîte de 400 g (14 oz) de pois chiches égouttés
1 grand sac d'épinards, rincés

- Dans une casserole, chauffez l'huile ; ajoutez-y l'oignon et l'ail et cuisez pendant 4 minutes jusqu'à ce qu'ils soient translucides et tendres.
- Ajoutez les lentilles rouges, le riz, l'eau et l'assaisonnement (il vous faudra un peu de sel de mer) ; laissez mijoter pendant 15 minutes.
- Ajoutez les pois chiches et les épinards ; laissez mijoter pendant 5 minutes. Vérifiez au besoin l'assaisonnement et servez chaud.

Collations

PAIN PITA FARCI AU THON

2 portions

100 g (3 1/2 oz) de champignons de Paris, coupés en lamelles
30 ml (2 c. à soupe) de persil frais, haché
30 ml (2 c. à soupe) de yaourt maigre
Le jus d'un citron
100 g (3 1/2 oz) de thon en boîte (à la saumure et non à l'huile)
2 grands pains pita complets

- Mélangez bien les champignons, le persil et le yaourt.
- Versez le jus de citron et l'assaisonnement ; ajoutez le thon.
- Coupez les pains pita en deux, réchauffez-les au four et farcissez-les du mélange au thon.

PÂTÉ DE HARICOTS ROUGES

2 portions

1 boîte de 200 g (7 oz) de haricots rouges, égouttés
100 g (3 1/2 oz) de fromage à la crème allégé
15 ml (1 c. à soupe) de Bragg's Liquid Aminos, ou de sauce tamarin ou soja légère (voir page 131)
Quelques brins de persil frais

- Mettez tous les ingrédients dans un robot culinaire et mélangez.
- Posez le pâté sur un petit plat en argent ; garnissez de brins de persil.

HOMMOS
2 portions

Délicieux ! Vous pouvez le servir sous forme de trempette pour accompagner des légumes frais coupés en morceaux, ou pour garnir une pomme de terre au four.

100 g (3 $^{1}/_{2}$ oz) de pois chiches secs ou 1 boîte de 400 g (14 oz) de pois chiches, égouttés
1 gousse d'ail
45 ml (3 c. à soupe) de yaourt nature maigre
Le jus d'un citron
15 ml (1 c. à soupe) de tahini (pâte de sésame)
Assaisonnement
30 ml (2 c. à soupe) de persil frais haché

- Si vous avez choisi des pois chiches secs, trempez-les dans l'eau toute la nuit. Égouttez, versez dans une casserole d'eau froide et portez à ébullition. Laissez mijoter de 1 à 2 heures jusqu'à ce que les pois chiches soient tendres. Si vous choisissez des pois chiches en boîte, passez à l'étape suivante.
- Versez les pois chiches dans un mixeur ou un robot culinaire ; ajoutez l'ail, le yaourt, le jus de citron et le tahini. Mixez jusqu'à ce que le mélange soit homogène. Assaisonnez au goût, saupoudrez de persil et servez.

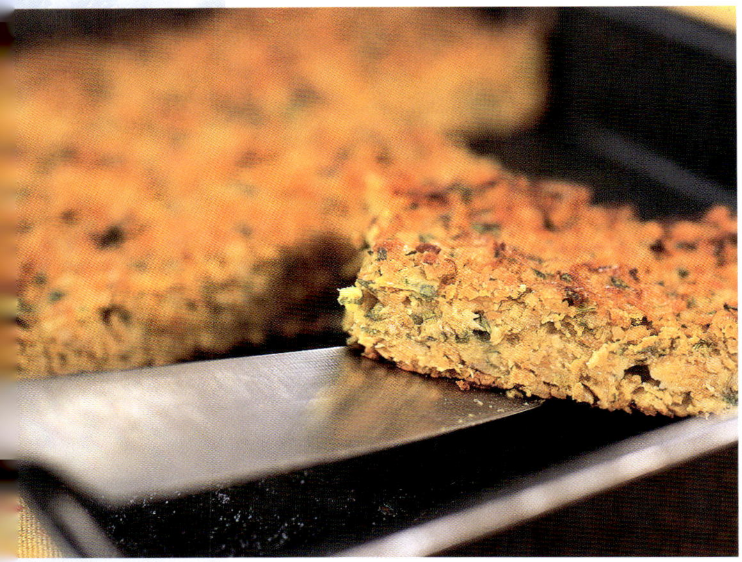

GALETTE AU FROMAGE
4 portions

75 g (3 oz) de fromage à pâte dure, faible en gras, finement râpé
2 grosses carottes, finement râpées
1 petit oignon, finement râpé
La moitié d'un poivron vert, finement râpé
1 œuf battu
150 g (5 oz) de flocons d'avoine biologiques (choisissez des flocons d'avoine tendres, ce sont également les moins chers)
50 g (2 oz) de beurre biologique fondu
5 ml (1 c. à thé) de Marmite (extrait de levure) ou 1 cube de Bovril aux légumes
Assaisonnement et fines herbes hachées au goût

- Chauffez le four à 375 °F/190 °C/5 au four à gaz.
- Mélangez bien tous les ingrédients.
- Versez le mélange dans un moule à roulé et mettez à cuire au four pendant 20 minutes. Coupez en portions et laissez refroidir avant de démouler.

CHAMPIGNONS À L'AIL FAIBLES EN GRAS
2 portions

4 gros champignons à chapeau plat
100 g (3 ½ oz) de fromage à pâte molle, faible en gras
2 gousses d'ail émincées
15 ml (1 c. à soupe) de persil frais, haché ; prévoyez un peu plus pour la garniture
10 à 15 ml (2 à 3 c. à thé) de sauce soja, faible en gras ou de lait écrémé
Assaisonnement

- Passez les champignons à l'eau froide ; posez-les sur une assiette ou une plaque à biscuits à l'envers, c'est-à-dire sur leur chapeau. Mettez l'assiette au micro-ondes ou mettez la plaque sous le gril, de 4 à 6 minutes.
- Dans un bol, mettez le fromage, l'ail, le persil et le lait ; mélangez jusqu'à obtenir une consistance homogène et crémeuse.
- Répartissez le mélange au fromage sur les chapeaux des champignons. Aplatissez bien le mélange, surtout autour du pied (si le pied est trop long, coupez un petit bout à l'extrémité).
- Mettez au four jusqu'à ce que les champignons brunissent légèrement et que des bulles se forment à la surface, ou alors remettez au micro-ondes pendant une minute.
- Saupoudrez de sel de mer, de poivre noir moulu et de persil frais haché.

TARTINES À L'AIL
4 portions

Le pain à l'ail est succulent, mais hypercalorique. Goûtez plutôt cette version allégée.

4 tranches de pain complet, d'épaisseur moyenne
2 gousses d'ail coupées en deux
Poivre noir fraîchement moulu

- Chauffez le gril du four.
- Faites griller les tranches de pain des deux côtés. Pendant qu'elles sont encore chaudes, frottez chaque tranche avec une gousse d'ail coupée et saupoudrez de poivre noir.
- Servez immédiatement.

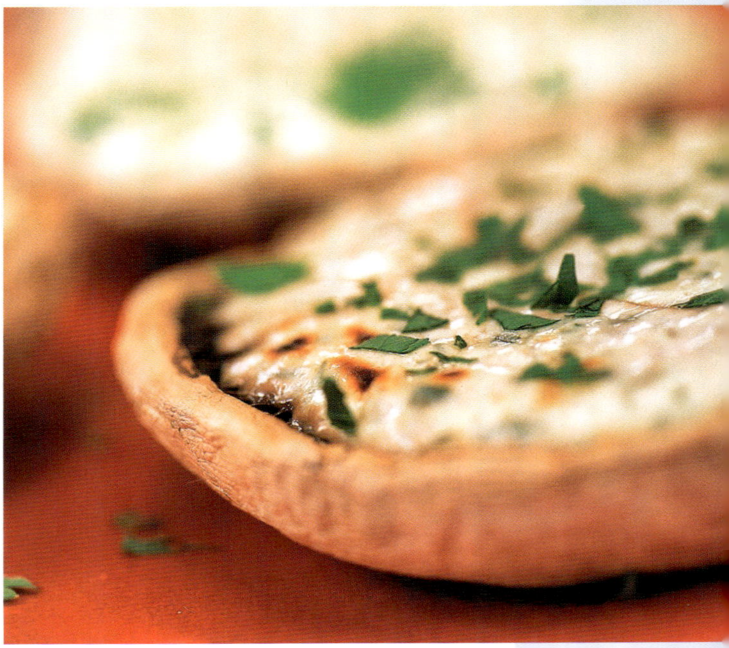

Plats principaux

PAIN AUX NOIX ET AU FROMAGE COTTAGE (FROMAGE BLANC)

6 portions

5 ml (1 c. à thé) d'huile d'olive vierge
225 g ($^1/_2$ lb) de fromage cottage (fromage blanc) faible en gras
2 œufs, battus
3 branches de céleri, finement hachées
50 g (2 oz) de raisins secs
50 g (2 oz) de noix de Grenoble, hachées
15 ml (1 c. à soupe) rase de purée de tomates (concentré de tomates)
30 ml (2 c. à soupe) de lait de soja faible en gras
50 g (2 oz) de flocons d'avoine
Assaisonnement

- Chauffez le four à 375 °F/190 °C/5 au four à gaz.
- À l'aide d'un pinceau de cuisine, recouvrez d'huile les parois et le fond d'un moule à pain anti-adhésif de 500 g (1 lb).
- Dans un bol, mélangez le fromage cottage, les œufs battus, le céleri, les raisins secs, les noix, la purée de tomates et le lait.
- Versez les flocons d'avoine ; assaisonnez le mélange et versez dans le moule à pain.
- Couvrez le moule d'une feuille de papier d'aluminium et mettez au four pendant 30 minutes ou jusqu'à ce que le pain ait bien pris et soit ferme. Démoulez quand le pain est froid. Servez avec une salade.

SAUCISSES VÉGÉTARIENNES

4 portions

100 g (3 $^1/_2$ oz) de lentilles rouges séchées ou de pois cassés jaunes, rincés
1 carotte de grosseur moyenne, râpée
1 oignon de grosseur moyenne, râpé
450 ml (1 $^3/_4$ tasse) d'eau filtrée
175 g (6 oz) de farine d'avoine
15 ml (1 c. à soupe) d'huile d'olive vierge
100 g (3 $^1/_2$ oz) de chapelure au blé entier (complet), fraîche
2 gousses d'ail
5 ml (1 c. à thé) de Marmite (extrait de levure) ou 1 cube de Bovril aux légumes
15 ml (1 c. à soupe) de purée de tomates (concentré de tomates)
5 ml (1 c. à thé) de thym frais, haché
5 ml (1 c. à thé) de sauge fraîche, hachée
15 ml (1 c. à soupe) de persil frais, haché
Assaisonnement
Farine pour enrober les saucisses

- Versez les lentilles ou les pois cassés dans une casserole ; ajoutez la carotte et l'oignon. Versez l'eau et portez à ébullition ; laissez mijoter pendant 20 minutes.
- Ajoutez la farine d'avoine et laissez cuire encore 10 minutes. Retirez la casserole et versez les autres ingrédients. Laissez refroidir.
- Prenez une petite quantité de ce mélange et roulez-la entre vos mains pour lui donner la forme d'une saucisse. Enrobez de farine. Faites de même avec le reste du mélange. Faites frire dans très peu d'huile, ou faites-les griller, pendant 10 minutes, en les retournant régulièrement.

GALETTES DE LENTILLES ET DE SOJA
4 portions

30 ml (2 c. à soupe) d'huile d'olive vierge
4 branches de céleri, finement hachées
2 oignons de grosseur moyenne, finement hachés
1 gousse d'ail, finement hachée
125 g (1/4 de lb) de fèves de soja séchées, trempées, cuites et finement hachées
125 g (1/4 de lb) de lentilles vertes séchées, trempées, cuites et finement hachées
600 ml (2 1/3 tasses) de bouillon
5 ml (1 c. à thé) de cari
Assaisonnement
60 ml (1/4 de tasse) de fines herbes fraîches, hachées
100 g (3 1/2 oz) de farine de blé entier (complet)
1 œuf, battu
50 g (2 oz) de chapelure de blé entier (complet)
Un peu d'huile pour frire les galettes ou utilisez un gril santé

- Chauffez l'huile dans une casserole ; versez le céleri, les oignons et l'ail ; couvrez et laissez cuire 10 minutes.
- Versez les fèves de soja et les lentilles dans la casserole et remuez régulièrement pendant 2 minutes.
- Versez le bouillon et le cari ; assaisonnez. Portez à ébullition, couvrez et laissez mijoter pendant 45 minutes, ou jusqu'à ce que tout le bouillon ait été absorbé et que vous obteniez une purée légère.
- Retirez la casserole, versez les fines herbes, mélangez et laissez refroidir.
- Ajoutez suffisamment de farine pour pouvoir former 10 galettes de 1,5 cm (3/4 de po) d'épaisseur. Trempez chaque galette dans l'œuf battu, puis dans la chapelure.
- Faites chauffer un peu d'huile dans une poêle à frire et cuisez les galettes jusqu'à ce qu'elles soient dorées des deux côtés ou placez les galettes sur un gril santé et cuisez-les à point. Vous pouvez également les faire cuire au barbecue.

RAGOÛT D'ÉPINARDS ET DE PATATE DOUCE
4 portions

5 ml (1 c. à thé) d'huile d'olive vierge
1 gros oignon haché
2 gousses d'ail écrasées
30 ml (2 c. à soupe) de purée de tomates (concentré de tomates)
1 patate douce de grosseur moyenne, épluchée et coupée en dés
1 boîte de tomates de 400 g (14 oz)
1 boîte de pois chiches de 400 g (14 oz), égouttés ou 100 g (3 1/2 oz) de pois chiches secs, trempés pendant la nuit et cuits pendant 1 à 2 heures, jusqu'à ce qu'ils soient tendres
1 sac d'épinards, rincés
5 ml (1 c. à thé) de miso
Assaisonnement

- Frottez l'huile dans le fond d'une casserole et chauffez. Ajoutez l'oignon et l'ail ; laissez cuire de 4 à 5 minutes tout en remuant. Ajoutez la purée de tomates et remuez bien.
- Ajoutez la patate douce, les tomates et les pois chiches. Portez à ébullition, puis faites cuire à

petit feu, et laissez mijoter pendant 30 minutes, jusqu'à ce que la patate douce soit tendre.

- Versez les épinards et laissez cuire pendant 3 à 4 minutes jusqu'à ce que les feuilles ramollissent. Remuez bien.
- Dans un bol, mélangez le miso à un peu de liquide prélevé de la casserole, et mélangez bien. Versez ce mélange dans la casserole, et servez immédiatement.

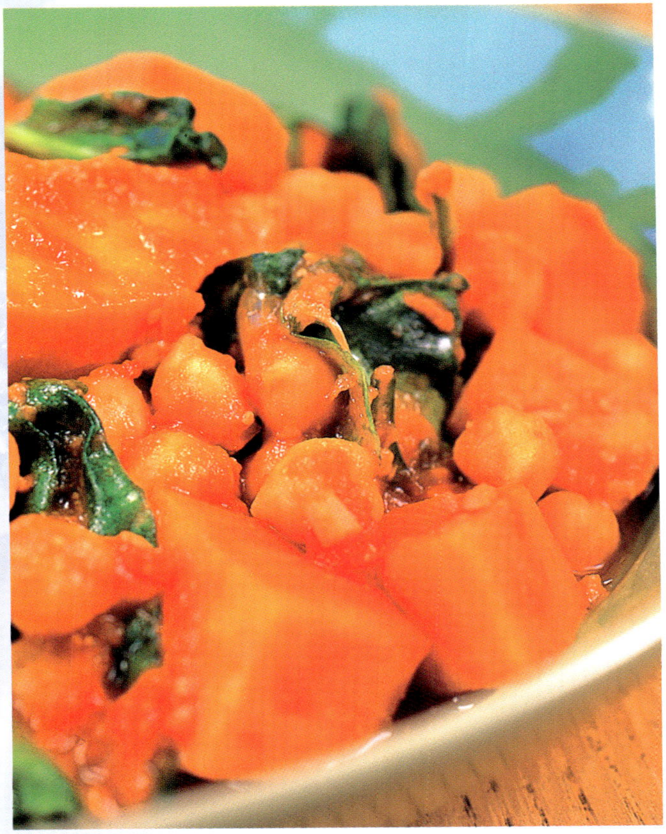

PLAT VÉGÉTARIEN AUX CHAMPIGNONS À LA STROGANOV
4 portions

5 ml (1 c. à thé) d'huile d'olive
500 g (1 lb) de poireaux
2 gousses d'ail écrasées
500 g (1 lb) de champignons de Paris ou un mélange de champignons de Paris et exotiques
15 à 20 ml (1 c. à soupe comble) de farine de blé entier (complet)
125 ml (1/4 de tasse) de bouillon de légumes fait à partir d'un cube de bouillon biologique
5 ml (1 c. à thé) de moutarde de Dijon
5 ml (1 c. à thé) de Bragg's Liquid Aminos ou de sauce tamarin ou soja légère **(voir page 131)**
1 feuille de laurier
Assaisonnement
150 g (5 oz) de yaourt biologique maigre

- Chauffez l'huile dans une casserole non adhésive et faites revenir les poireaux, l'ail et les champignons pendant 5 minutes, jusqu'à ce qu'ils soient tendres.
- Ajoutez la farine et laissez cuire pendant 3 minutes tout en remuant pour ne pas que les ingrédients adhèrent ; versez graduellement le bouillon et remuez jusqu'à épaississement de la sauce.
- Ajoutez la moutarde, le tamarin ou le Liquid Aminos, la feuille de laurier et l'assaisonnement.
- Laissez mijoter pendant 1 minute ; ajoutez le yaourt. Retirez la feuille de laurier et servez immédiatement.

GALETTE AUX LENTILLES ET AU SARRASIN
4 à 6 portions

Succulente ! Peut être servie chaude accompagnée de légumes ou froide pour le repas du midi.

100 g (3 1/2 oz) de sarrasin
5 ml (1 c. à thé) d'huile d'olive vierge
1 oignon de grosseur moyenne, haché
1 carotte de grosseur moyenne, hachée
175 g (6 oz) de lentilles rouges séchées, rincées
900 ml (3 3/4 tasses) de bouillon de légumes
30 ml (2 c. à soupe) de persil frais, haché
5 ml (1 c. à thé) de fines herbes mélangées
5 ml (1 c. à thé) de Marmite (extrait de levure) ou 1 cube de Bovril aux légumes
Assaisonnement

- Chauffez le four à 400 °F/200 °C/6 au four à gaz.
- Faites griller le sarrasin dans une poêle à frire chaude (il n'est pas nécessaire d'ajouter un corps gras). Chauffez l'huile dans une casserole et faites revenir l'oignon et la carotte, jusqu'à ce que l'oignon soit translucide.
- Ajoutez le sarrasin, les lentilles et les autres ingrédients. Portez à ébullition, puis, à petit feu, faites mijoter pendant 30 minutes, ou jusqu'à ce que tout le liquide ait été absorbé.
- Versez le mélange dans un moule à tarte de 25 cm (10 po) huilé, et laissez cuire pendant 30 minutes au four.

PÂTES AU FROMAGE À PÂTE MOLLE ET AUX NOIX DE CAJOU
2 portions

J'aime beaucoup ce plat ; le chou-fleur lui donne du volume, ce qui me fait croire que je mange beaucoup de pâtes. La sauce aux noix de cajou comble bien mon envie irrésistible d'avaler des noix (la plupart d'entre elles sont hypercaloriques).

50 g (2 oz) de coquillettes
Sel de mer
175 g (6 oz) de fleurettes de chou-fleur
175 g (6 oz) de carottes, coupées en tranches
175 g (6 oz) de champignons de Paris, coupés en lamelles

Pour la sauce :
30 ml (2 c. à soupe) de beurre de noix de cajou croquant ou de beurre d'arachides (de cacahuètes)
120 g (1/4 de lb) de fromage à pâte molle, faible en gras
125 ml (1/2 tasse) de lait écrémé ou de lait de soja faible en gras
Fines herbes hachées finement pour garnir

- Faites cuire les pâtes dans de l'eau salée, conformément aux instructions sur la boîte, égouttez et gardez au chaud.
- Faites bouillir le chou-fleur, les carottes et les champignons dans très peu d'eau, pour qu'ils cuisent à la vapeur, ou alors utilisez un autocuiseur si vous en avez un.
- Pour la sauce : mélangez le beurre de noix de

cajou ou d'arachides, le fromage et le lait.

- À feu doux, portez à ébullition, tout en remuant constamment. Ajoutez les champignons et laissez mijoter 1 à 2 minutes. Versez les pâtes et les légumes ; remuez bien et saupoudrez de fines herbes pour garnir.

Conseil : Si vous ratez habituellement les sauces, mettez le mélange au micro-ondes. C'est plus simple et ça ne colle pas.

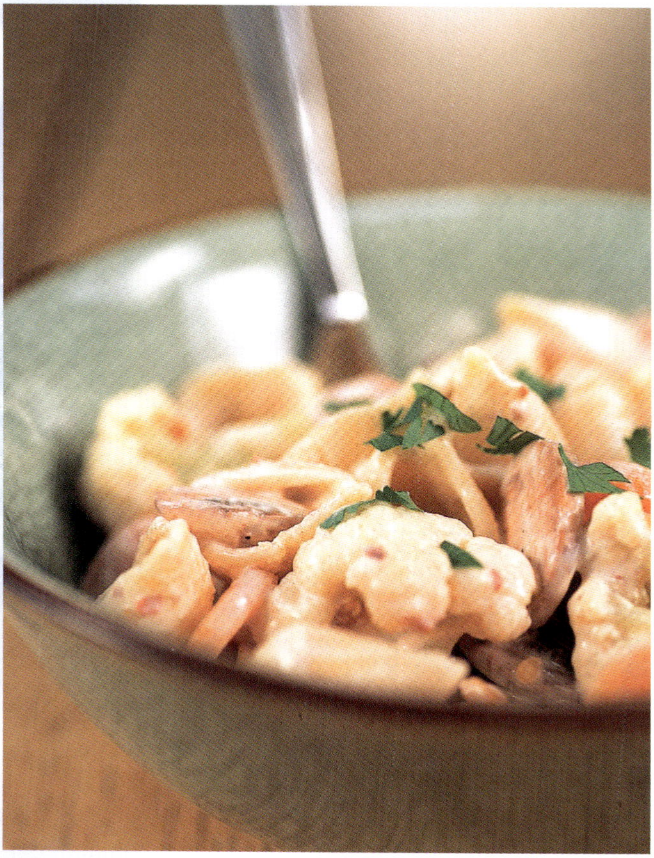

Salades et vinaigrettes

SALADE DE HARICOTS ROUGES

4 à 6 portions

175 g (6 oz) de haricots rouges, trempés pendant la nuit et cuits pendant 1 h 30 (y compris 10 minutes à vive ébullition), ou 2 boîtes de 400 g (14 oz) de haricots, égouttés
1 oignon finement haché
1 gousse d'ail écrasée
15 ml (1 c. à soupe) de vinaigre de vin rouge ou balsamique
45 ml (3 c. à soupe) d'huile d'olive vierge
15 ml (1 c. à soupe) de purée de tomates (concentré de tomates) ou de ketchup aux tomates sans sucre

- Mélangez tous les ingrédients. Il est préférable que les haricots soient encore chauds. Remuez bien tous les ingrédients.
- Laissez mariner pendant 2 heures ; remuez de temps à autre.
- Vous pouvez servir tel quel ou pour accompagner un plat principal en y ajoutant du céleri, des germes de soja, des champignons en tranches ou ce que vous désirez ou avez sous la main.

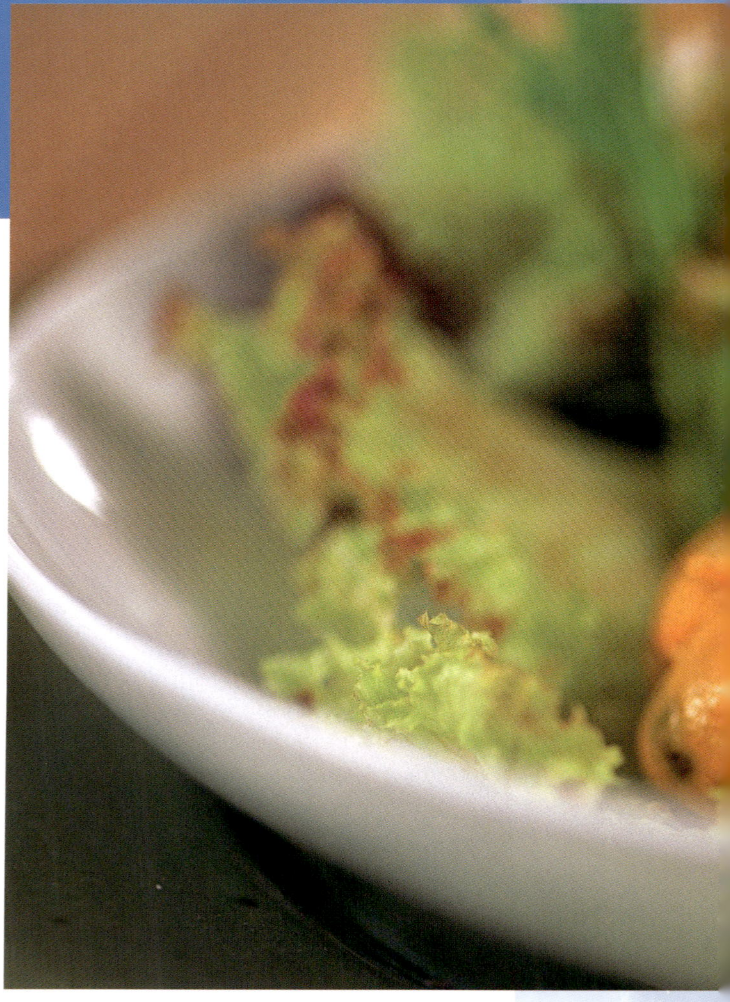

SALADE ORIENTALE

3 à 4 portions

1 pak-choi (chou chinois) haché
1 poivron vert haché
1 poivron rouge haché

Pour la vinaigrette :

15 ml (1 c. à soupe) de gingembre confit haché
30 ml (2 c. à soupe) de purée de tomates (purée de tomates)
5 ml (1 c. à thé) de coriandre fraîche, hachée
15 ml (1 c. à soupe) d'huile d'olive vierge
15 ml (1 c. à soupe) de vinaigre balsamique de bonne qualité
Poivre noir fraîchement moulu pour assaisonner

- Mélangez tous les ingrédients pour la vinaigrette.
- Remuez les légumes, versez la vinaigrette et remuez. Mettez au réfrigérateur. Servez froid.

SALADE DE FRUITS DE MER ET VINAIGRETTE AU YAOURT

4 portions

La vinaigrette de cette recette convient très bien à un cocktail de crevettes faible en calories.

Choix de feuilles de salade : romaine, frisée, lollo rosso, mini-laitue romaine, cresson et chicorée italienne
500 g (1 lb) de fruits de mer (crevettes, moules, calmars, crabe et pétoncles)

Pour la vinaigrette :

15 ml (1 c. à soupe) de purée de tomates (concentré de tomates)
1 gousse d'ail écrasée
30 ml (2 c. à soupe) de yaourt maigre à la grecque
2 gouttes de sauce Worcestershire
10 ml (2 c. à thé) de jus de citron
Assaisonnement

- Fouettez tous les ingrédients de la vinaigrette et versez sur la salade et les fruits de mer.
- Assaisonnez au goût et servez très froid.

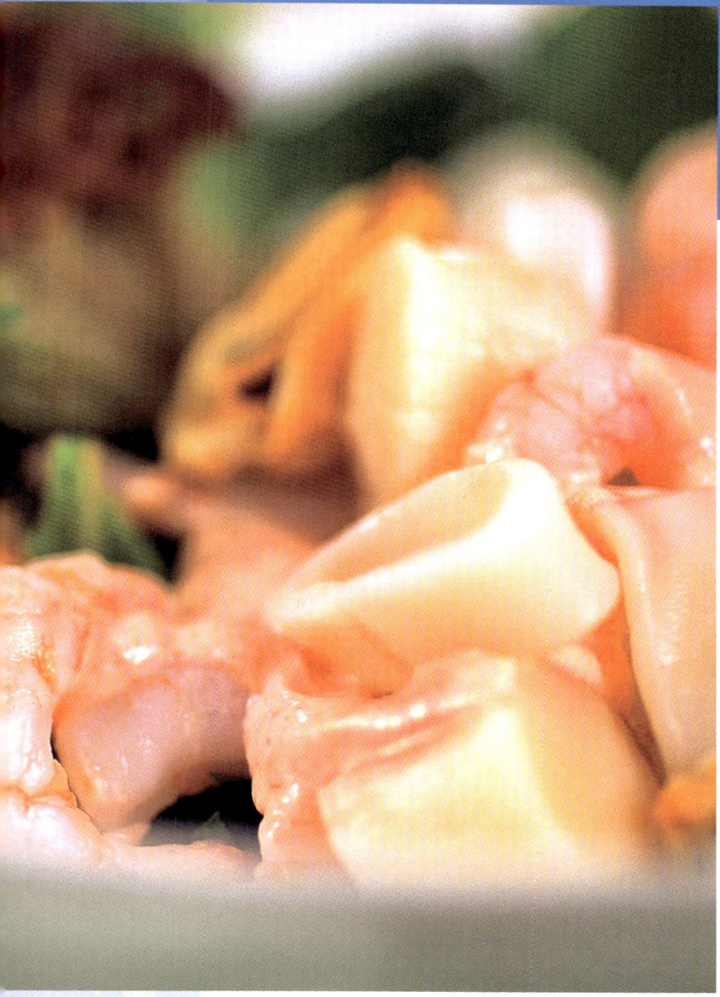

NECTAR AMINCISSANT
2 portions

20 ml (4 c. à thé) de vinaigre de cidre de pommes biologique
10 ml (2 c. à thé) de miso

- Mélangez le vinaigre et le miso ; remuez bien.
- Vous pouvez servir tel quel ou ajouter un des ingrédients suivants pour relever la vinaigrette : du basilic frais haché ; le jus d'une moitié d'orange et 5 ml (1 c. à thé) de zeste râpé ; le jus d'une moitié de citron et 1 gousse d'ail écrasée.

MAYONNAISE SANS ŒUFS

Servir avec des salades vertes ou une salade de chou ou, encore, sur une pomme de terre au four.

75 g (3 oz) de tofu naturel
15 ml (1 c. à soupe) de yaourt maigre
15 ml (1 c. à soupe) de vinaigre de vin blanc
5 ml (1 c. à thé) de moutarde en grains
1 gousse d'ail (écrasée si vous ne mixez pas les ingrédients)

- Versez tous les ingrédients dans un mixeur et mélangez jusqu'à obtenir une consistance homogène. Sinon, remuez bien dans un bol.

VINAIGRETTE AUX POMMES ET AU RAIFORT
2 à 3 portions

2 pommes à couteau
30 ml (2 c. à soupe) de jus de citron
225 g (1/2 lb) de crème fraîche ou de crème sûre allégée
10 ml (2 c. à thé) de raifort

- Râpez grossièrement les pommes et mélangez tous les ingrédients. Servez.

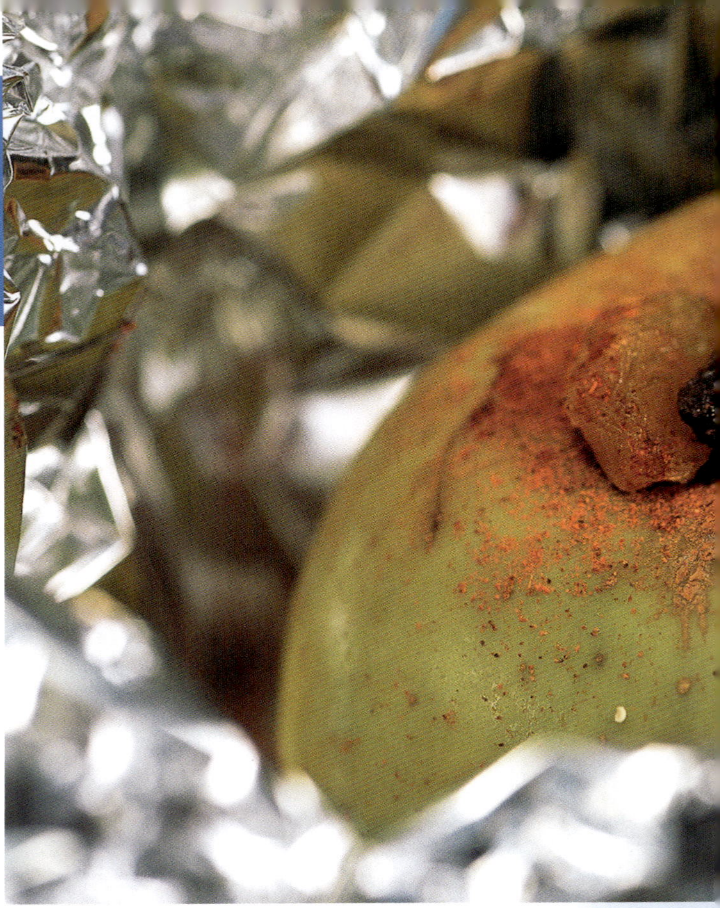

Desserts

MOUSSE AUX FRUITS SECS
4 portions

100 g (3 1/2 oz) de pruneaux séchés
100 g (3 1/2 oz) d'abricots secs non soufrés
1 litre (4 tasses) de jus d'orange frais
300 ml (10 oz) d'eau filtrée
15 g (1/2 oz) de gélatine ou d'agar-agar pour les végétariens
2 œufs, blanc et jaune séparés
yaourt maigre à la grecque

- Versez les pruneaux, les abricots et le jus d'orange dans un bol. Laissez reposer pendant 12 heures.
- Dans une petite casserole, versez la gélatine avec 60 ml (1/4 de tasse) de jus d'orange.
- Dénoyautez les pruneaux. Versez les pruneaux, les abricots, le jus d'orange et l'eau filtrée dans un mixeur. Mixez jusqu'à obtenir une purée homogène.
- Versez la purée dans une casserole et chauffez à feu doux.
- Faites fondre la gélatine à feu doux et versez-la rapidement dans la purée de fruits. Versez les jaunes d'œufs et remuez jusqu'à ce que le mélange soit crémeux et onctueux, ne laissez pas bouillir. (Si vous utilisez de l'agar-agar, il faut porter la purée à ébullition et laisser légèrement refroidir avant d'ajouter les jaunes d'œufs.)
- Retirez la casserole et laissez la purée refroidir jusqu'à ce qu'elle soit sur le point de devenir ferme. Fouettez les blancs d'œufs en mousse.
- Versez d'abord le yaourt, puis les blancs d'œufs dans la purée de fruits. Versez la mousse dans un grand bol ou dans des ramequins individuels et placez au réfrigérateur. Garnissez selon vos goûts, exprimez-vous !

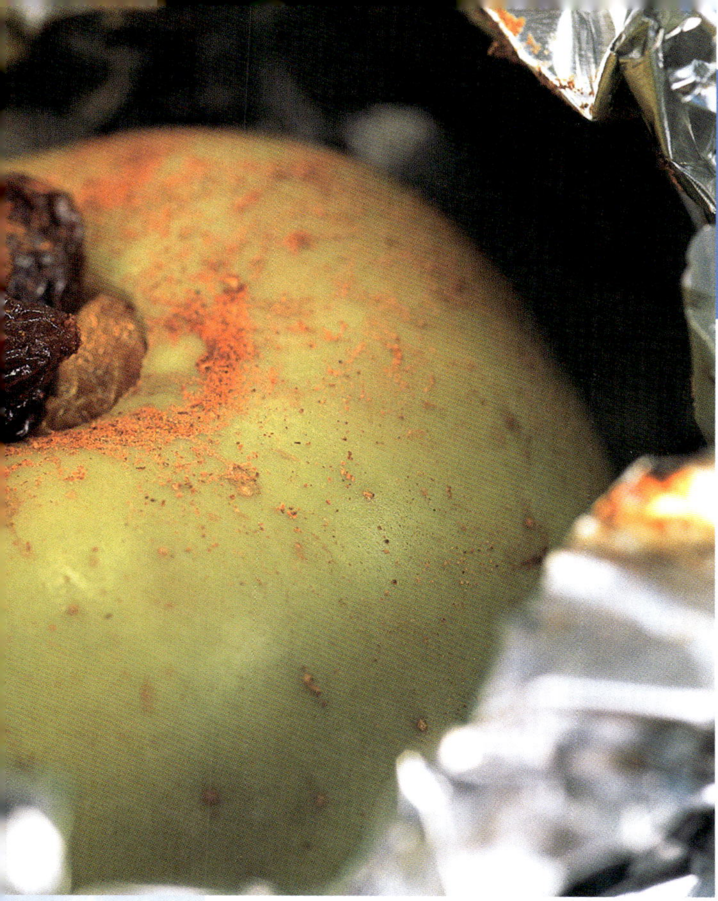

POMME AU FOUR
2 portions

2 pommes à cuire
Une poignée de raisins de Smyrne ou de Corinthe
30 ml (2 c. à soupe) de jus de pomme
2 ml (1/2 c. à thé) de cannelle moulue

- Chauffez le four à 400 °F/200 °C/6 au four à gaz. Retirez le trognon des pommes et farcissez les pommes de raisins de Smyrne ou de Corinthe.
- Placez chaque pomme sur une feuille de papier d'aluminium, versez sur les pommes le jus de pomme et saupoudrez un peu de cannelle. Relevez les coins des feuilles d'aluminium en papillotes.
- Cuisez au four pendant 15 minutes jusqu'à ce que les pommes soient tendres. Servez accompagnées de yaourt maigre à la grecque ou de fromage cottage (fromage blanc).

DESSERT À LA MANGUE ET AU TOFU
2 portions

1 mangue bien mûre
100 g (3 1/2 oz) de tofu à texture veloutée

- Épluchez la mangue et coupez la chair en morceaux.
- Mettez la mangue et le tofu dans un robot culinaire. Mélangez jusqu'à obtenir une purée épaisse et homogène.
- Servez glacé dans des coupes individuelles.

GÂTEAU AUX DATTES ET À LA RHUBARBE
6 portions

175 g (6 oz) de farine à pâtisserie (auto-levante) de blé entier (complet)
75 g (3 oz) de beurre biologique
100 g (3 1/2 oz) de sucre de canne biologique (non raffiné)
100 g (3 1/2 oz) de dattes hachées
225 g (1/2 lb) de rhubarbe non cuite, coupée en morceaux
1 œuf battu dans 60 ml (1/4 de tasse) de lait écrémé

- Chauffez le four à 350 °F/180 °C/4 au four à gaz.
- Mélangez la farine et le beurre ; puis, ajoutez tous les autres ingrédients et remuez bien.
- Placez la pâte dans un moule à gâteaux bien huilé et cuisez pendant 1 h à 1 h 30, jusqu'à ce que le gâteau soit doré. Délicieux quand il est servi accompagné de yaourt maigre nature.

Quelques mots sur…

Les germes

Leur prix est ridiculement bas, leur valeur nutritive est très élevée, ils se cultivent bien à la maison, ils sont faibles en calories, et croyez-le ou non, ils ont en fait beaucoup de goût ! Quel est cet aliment miracle ? Les modestes germes, ceux qui accompagnent les mets chinois. Il y a environ une vingtaine de fèves, de haricots, de graines et de grains qui se présentent sous la forme de germes. Ils peuvent être cultivés sur l'appui ou le rebord de la fenêtre, ils sont donc toujours frais quand vous décidez d'en manger, et vous savez par ailleurs qu'on ne les a pas vaporisés avec un produit toxique. Cet aliment polyvalent entre dans la préparation de plusieurs mets de multiples façons : par exemple, on peut ajouter des germes de soja dans la pâte à pain, les œufs brouillés ou les omelettes ; on peut en garnir des sandwichs — ils remplacent alors la laitue ou les tranches de tomate ; on peut en jeter une poignée à la dernière minute dans les soupes ou les ragoûts, les pains de viande ou les rissoles, ou tout simplement dans les salades.

Pour en cultiver, rien de plus facile. Demandez aux enfants d'apporter leur concours — ils seront ravis, et cela renforcera votre motivation à manger sainement. Idéalement, il vaut mieux commencer par cultiver des germes de luzerne (offerts dans les magasins d'aliments biologiques ou dans les supermarchés). Il vous faut un pot de confiture (ou un pot semblable), une étoffe poreuse quelconque que vous placerez sur l'ouverture du pot (un torchon propre serait tout indiqué) et un élastique pour bien tenir le torchon. Un pot de 500 g (1 lb) peut contenir environ une cuillère à dessert de graines. Avant de placer les graines dans le bocal, triez-les, retirez celles qui sont cassées ou difformes. Placez le pot dans un endroit relativement chaud. Rincez les graines deux fois par jour à l'eau tiède tout en les remuant. Assurez-vous cependant de bien vider toute l'eau du bocal et de bien égoutter. Les graines commencent à germer au bout de 4 à 5 jours. Vous voyez, rien de plus facile ! Alors, commencez à cultiver des germes ! Vous pouvez également vous procurer un germoir électrique qui permet de faire pousser plusieurs catégories de germes.

Le miso

Cette pâte brune aromatique est offerte en sachet ou en petit pot. Le miso se compose de soja fermenté, de sel de mer et, dans certains cas, de céréales entières (complètes) comme l'orge ou le riz brun. Il est très riche en protéines et en vitamine B, c'est un produit naturel qui peut facilement remplacer les cubes de bouillon du commerce. Il y a plusieurs types de miso offerts ; celui par lequel il vaut mieux commencer est le miso de soja, fait tout simplement avec du soja. Le miso d'orge a une couleur plus claire et est légèrement moins salé. Quant au miso de riz, il en existe deux sortes : le miso de riz blanc très salé et le miso de riz brun au goût un peu plus doux. Le miso est une préparation très concentrée, il n'en faut qu'une très petite quantité pour relever les soupes et les ragoûts. Ce n'est qu'à la fin de la cuisson, juste avant de servir, qu'on le verse dans la casserole. Il ne faut pas le verser pendant la cuisson, il perdra tous ses éléments nutritifs. Si le miso que vous achetez est très ferme, mettez-en un peu dans une cuillère à dessert ; dans un petit bol mélangez-le à quelques cuillerées de liquide de cuisson, diluez-le et versez le tout dans la soupe ou le ragoût.

Le tofu

Le tofu est un caillé de soja. Il est très faible en calories et il se prête bien à plusieurs préparations culinaires, sucrées et salées. C'est un aliment qui est fade en soi, mais il peut être mariné ou sauté avec du tamarin (ou une sauce soja de qualité supérieure). Le meilleur tofu est le tofu à texture fine ou veloutée.

Les assaisonnements

Ne vous limitez pas au sel et au poivre! Soyez farfelu, élargissez votre horizon et découvrez le monde des assaisonnements. Que diriez-vous d'un assaisonnement méditerranéen : tomates séchées au soleil, poivre noir, ail grillé, olives, poivrons doux, oignon rouge, basilic et chiendent, le tout présenté dans un élégant moulin ? Ou alors pourquoi ne pas essayer ce mélange explosif, qui dit-on aide à pimenter la vie sexuelle : poivre noir en grains, noix de muscade, clous de girofle, zeste d'orange, pétales de rose rouge, graines de paradis et ginseng ? Renseignez-vous auprès de votre magasin d'aliments naturels.

Si vous ne pouvez pas vous procurer de fines herbes fraîches, achetez des fines herbes séchées biologiques. On en vend dans les magasins d'aliments biologiques, elles sont présentées dans des sachets individuels ou dans de petits moulins ; elles dégagent un arôme exquis.

Un autre type d'assaisonnement sain, qui remplace à merveille la sauce soja ou le tamarin, est le mélange d'acides aminés, tel que le Bragg's Liquid Aminos qui contient 16 acides aminés différents et dont le goût est savoureux : de l'alanine, de l'arginine, de l'acide aspartique, de l'acide glutamique, de la glycine, de l'histidine, de la L-isoleucine, de la leucine, de la lévométhionine, de la phénylalanine, de la proline, de la sérine, de la thréonine, de la L-tyrosine, de la valine et de la lysine. On peut se procurer cet assaisonnement en faisant des recherches dans Internet. Sinon, les magasins d'aliments naturels de votre région devraient être en mesure de vous aider.

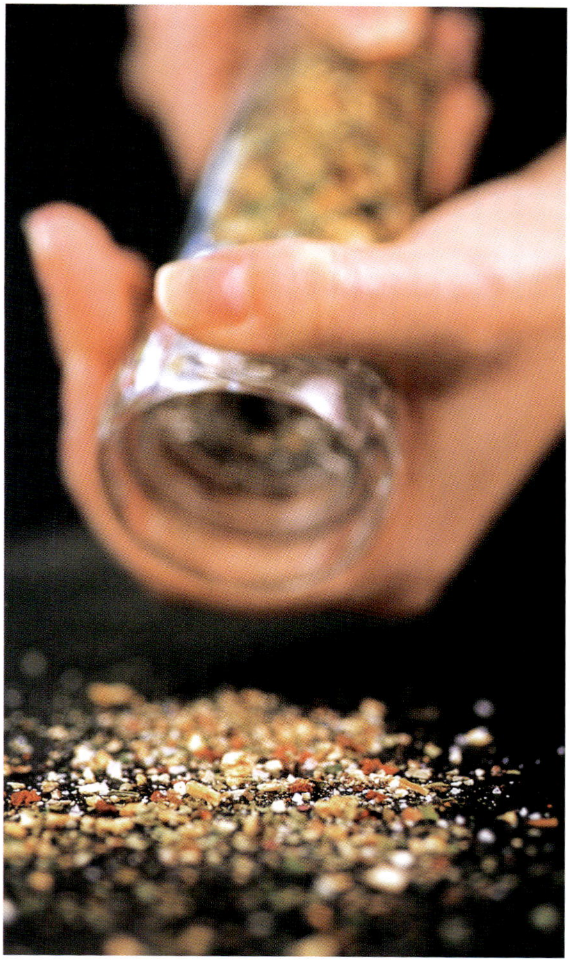

Après avoir fini de cuisiner, saupoudrez vos plats de ces merveilleux assaisonnements ; leur goût sera donc très distinctif.

Comment ne pas flancher et relancer votre détermination

Il arrive que peu importe la bonne progression de votre programme, vous soyez soumis à des éléments stressants inattendus. C'est dans ces moments-là que vous aurez le plus tendance à vous laisser aller. J'ai dressé la liste des quelques techniques qui m'ont permis d'aider mes élèves et mes clients à faire face à ces écarts. Lisez la liste ci-dessus avant d'en avoir besoin, vous serez ainsi mieux préparé !

Demeurez conscient et vigilant !

Un rappel constant et concret de votre engagement à suivre le programme *Yoga minceur* peut vous aider à ne pas céder aux tentations. Dans mes cours, je distribue à mes élèves un petit porte-clés que je suggère d'accrocher à la fermeture éclair d'un sac à main ou d'un étui. Il symbolise toutes les bonnes et belles choses qui sont maintenant à leur portée. Le porte-clés leur rappelle constamment qu'ils ont pris délibérément la décision de changer, d'être plus positifs et de se libérer de leurs problèmes de poids. Cherchez votre propre symbole qui vous inspire, vous amuse ou vous rappelle tout simplement que ce que vous êtes en train d'accomplir est vraiment important, bien plus important qu'attraper une friandise ou une tablette de chocolat.

La liste suivante est une liste de conseils que je vous propose de suivre lorsque vous sentez que votre détermination vacille ; ils vous aideront à la relancer et ils fonctionnent instantanément. Alors, avant de filer à la recherche d'un quelconque réconfort alimentaire, essayez les techniques suivantes.

Si avez envie de grignoter, commencez par lire ceci :

Respiration amincissante

- Sortez la langue, redressez les côtés de façon à former un canal ou un tube ; ensuite, inspirez lentement et profondément par la bouche.
- Rentrez la langue et placez-la derrière les dents du maxillaire supérieur pendant quelques instants tout en retenant votre respiration ; expirez lentement par le nez.
- L'expiration devrait être plus longue que l'inspiration.

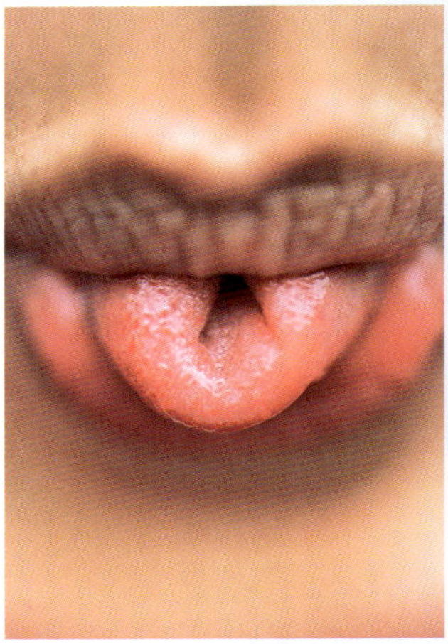

Technique très utile si vous avez une envie irrésistible de grignoter, elle apaise la faim et la soif.

Mudra amincissant

- Chaque fois que vous avez besoin d'une stimulation psychologique pour maigrir, répétez votre mudra amincissant (voir page 93). Vous vous rappellerez ainsi vos sentiments de motivation et de responsabilisation.

Si vous êtes bouleversé ou contrarié, ne mangez pas, suivez ces conseils :

Respiration purificatrice

- Asseyez-vous par terre, les jambes croisées et imaginez que vous êtes en train de souffler sur une bougie devant vous.
- Imaginez que vous êtes en train de brûler ces obstacles qui dans le passé vous empêchaient de perdre du poids et de respecter un régime alimentaire sain.
- Penchez-vous vers l'avant à mesure que vous expirez énergiquement par la bouche ; puis en même temps que la dernière expiration, rentrez le ventre pour que tout l'air puisse sortir. Technique très utile pour se libérer de la tension qui accompagne la colère ou le mécontentement.

Si vous êtes vraiment en colère, voici une suggestion :

Respiration de délivrance

- Choisissez un endroit calme, où vous ne serez pas dérangé.
- Donnez des coups dans un coussin ou un oreiller pour libérer toute votre agressivité.
- Faites ceci pendant une minute tout en criant et hurlant pour vous libérer véritablement.

Le yoga n'encourage pas la contemplation de son nombril, il encourage à être vraiment soi. Si vous êtes en colère, soyez-en conscient et libérez cette colère avant qu'elle ne devienne destructrice pour vous et ceux qui vous entourent.

Visualisation hyperpuissante pour des objectifs de perte de poids très spécifiques

Créez dans votre esprit l'image mentale d'un objectif précis, quelque chose auquel vous aspirez, que vous désirez vraiment, être plus mince par exemple, en meilleure forme, à la plage ou en train de nager pendant vos vacances. Apportez autant de détails que possible, n'oubliez pas les couleurs, les mouvements, les sons. Votre image mentale doit être très spécifique. Immobilisez-la pendant quelques instants, puis laissez-la s'estomper. Maintenant, créez l'image mentale de votre situation actuelle, votre réalité actuelle, l'image de vous tel que vous êtes maintenant. Apportez autant de détails que possible, ne vous cachez rien, ne dissimulez rien. Immobilisez-la quelques instants, puis laissez-la s'estomper.

Maintenant, imaginez que vous êtes devant un grand écran de cinéma, l'écran est divisé. Dans la partie gauche de l'écran, projetez l'image de votre réalité actuelle, et dans la partie droite, l'image de votre objectif. Visualisez ces deux images en même temps, sur le même écran. Vous provoquez ainsi une tension structurelle qui exigera d'être apaisée. Maintenant, répétez en votre for intérieur cette affirmation : « Je choisis d'avoir ou d'être... (placez ici votre objectif). » Imaginez qu'un torrent d'énergie parte de la partie gauche de l'écran pour se rendre dans la partie droite. Concentrez-vous intensément sur l'image de droite. Dites-vous que vous VOULEZ que votre avenir repose dans cette image-là. Formulez un énoncé où vous exprimez votre FOI en la concrétisation de cette image.

Foire aux questions

J'espère que mon livre vous a aidé à répondre à la plupart des questions que vous vous posiez sur le yoga et sur le processus d'amincissement. Il y en a toujours cependant qui surgissent inopinément, en voici quelques-unes.

Q Devrais-je boire de l'eau en suivant ce régime ?

R Il faut toujours boire de l'eau, préférablement 8 verres par jour. Cela permet de nettoyer le corps et coupe la faim. En réalité, nous avons souvent l'impression d'avoir faim alors qu'en fait nous avons soif. Lorsque votre estomac vous tiraille, commencez par boire un grand verre d'eau.

Q Le yoga n'est pas une activité aérobique, comment puis-je perdre du poids ?

R L'activité aérobique permet effectivement de perdre du poids et aide à ne pas en reprendre. Ce que je préconise toutefois dans mon livre, c'est de commencer à être conscient des aliments que vous avalez et des raisons pour lesquelles vous les avalez. Je vous propose de renforcer vos « muscles de choix », pour qu'avant de manger quoi que ce soit, vous soyez conscient de ce que vous faites. Combien de fois avez-vous mangé sans vraiment l'avoir décidé, comme si le gâteau était mû par sa propre volonté ? La plupart des programmes qui visent à faire perdre du poids ne fonctionnent pas parce que nous ne nous prenons pas en main. Le programme *Yoga minceur* permet de vous réapproprier votre autonomie et de vous faire prendre conscience à nouveau de vos actions. Il vaut mieux s'exercer et manger efficacement que s'entraîner pour brûler le surplus de calories avalées. Il faut faire beaucoup d'exercices pour brûler les calories contenues dans une tablette de chocolat ; donc, il est assurément plus logique de faire des exercices qui permettent d'empêcher que l'on avale une tablette de chocolat en premier lieu ; c'est plus efficace, non ? Je suis absolument en faveur des activités aérobiques, mais poursuivez-les pour le plaisir et la santé, et non pour brûler frénétiquement les calories résultant d'aliments vides et malsains.

Q Je suis enceinte, est-ce que je peux faire les exercices de *Yoga minceur* ?

R Si vous faites déjà des exercices, cela ne soulève aucun problème, mais tentez d'obtenir auparavant l'accord de votre médecin ou de votre sage-femme. Soyez très prudente lorsque vous exécutez les

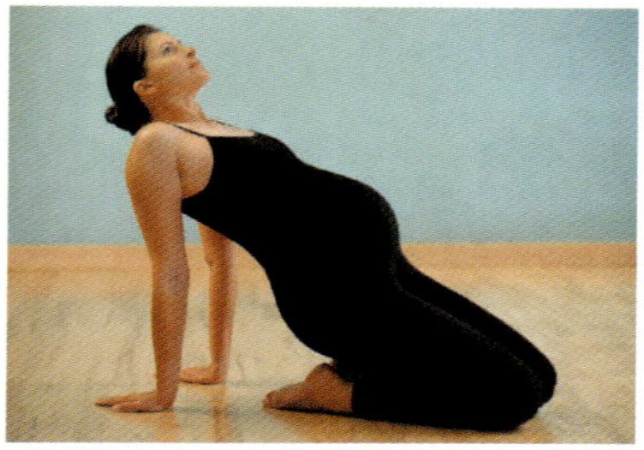

étirements, ne faites pas la posture du V inversé (ou position du chien descendant). Allongez-vous au sol, les jambes posées contre un mur ou sur une chaise.

Q Vous dites que ce programme en est un de désaccoutumance. Pouvez-vous préciser votre pensée ?

R Lorsque j'ai commencé à pratiquer le yoga à l'âge de 29 ans, je fumais. Plus je pratiquais le yoga et mieux je me sentais ; j'ai donc commencé par m'apercevoir que lorsque je fumais, je me détournais des merveilleux bienfaits que m'offrait le yoga. J'ai donc choisi de me concentrer davantage sur ses bienfaits, et mon envie de cigarettes s'est tout simplement évaporée. J'avais goûté à la joie, à la paix et à l'harmonie que le yoga m'apportait, j'en voulais plus et, par conséquent, j'avais moins envie de cette fausse euphorie que produisaient les cigarettes. À mesure que le programme *Yoga minceur* vous aide à adopter une attitude positive, votre désir de petite dose alimentaire ici et là s'amenuisera. C'est ce que j'ai découvert et, croyez-moi, vous le découvrirez aussi.

Q Est-ce que le yoga est une religion ?

R Le yoga est plutôt une démarche spirituelle qu'une religion. Les adeptes de différentes confessions estiment que le yoga est utile pour les aider à maintenir le lien qui les rattache à leurs propres croyances religieuses. Par ailleurs, on peut ne croire en rien et penser que le yoga est tout de même très bénéfique. Le programme *Yoga minceur* vous aide à rester en relation avec votre vrai moi, l'authentique moi. J'emploie des termes qui ne sont pas choquants et donne aux élèves la possibilité de changer des termes, de les adapter ou de les supprimer s'ils le désirent.

Q Le programme *Yoga minceur* repose-t-il sur le hatha yoga ?

R En partie. Le hatha yoga est une forme de yoga qui repose sur les postures conçues pour que le corps soit en forme et en bonne santé, et que, par conséquent, vous aspiriez, si vous le désirez bien entendu, à de bien plus grandes choses. En sanskrit, la première langue du yoga, ha signifie « soleil » et tha « lune ». Ce mot symbolise donc qu'il faut qu'en chaque personne, le soleil et la lune, le yang et le yin, le masculin et le féminin soient équilibrés pour parvenir à un état de santé optimal. Il peut être très utile de reconnaître en vous votre aspect masculin et votre aspect féminin ; il s'agit d'une des étapes qui conduisent à un plus grand développement personnel. Mais soyez prudent quant à l'interprétation que vous en ferez. Je me souviens d'avoir parlé au seul homme de mon cours – c'était un homme courageux –, et de lui avoir dit de ne pas s'inquiéter parce que j'étais pour ainsi dire moi aussi moitié homme. Je ne l'ai plus jamais revu !

Q Puis-je suivre le programme *Yoga minceur* à partir du livre seulement ?

R Bien sûr ! Tout ce dont vous avez besoin en termes de renseignements et de motivation se trouve dans le livre. En revanche, rien ne peut remplacer le soutien et les compétences qu'un instructeur de yoga formé peut vous offrir. De plus, une séance hebdomadaire est très motivante et vous permet de ne pas perdre votre objectif de vue. Tâchez de suivre des leçons de yoga avec un instructeur avec qui vous serez sur la même longueur d'onde, vous aurez ainsi découvert une petite île au trésor.

Q Qu'est-ce qu'un gourou de yoga et en êtes-vous un ?

R Le mot gourou signifie « celui qui chasse les ténèbres ». Traditionnellement, un enseignant de yoga vit dans un ashram, un endroit qui permet de s'isoler du monde, et se consacre à suivre la voie yogique ; on dit alors que c'est un gourou. Quelqu'un qui aurait emprunté la voie yogique (le sadhu) doit passer du temps dans un ashram et être près de son gourou pour voir la lumière. Cela étant dit, nous vivons dans le monde moderne et pour la plupart des gens, vivre dans un ashram aux côtés de son gourou n'est pas très pratique, c'est quasiment impossible. Donc, en partant de la définition du mot gourou, « celui qui chasse les ténèbres », je suis certaine que nous pouvons tous penser à des personnes qui projettent leur lumière sur d'autres, et ce, dans la vie quotidienne. Pensez-y, nos conjoints par exemple. Toutes les relations en réalité peuvent être porteuses de moments de croissance, à condition d'y être ouverts. Je ne me considère pas comme un maître yogique, je suis ici pour faire mon travail. Je dis souvent que lorsque nous travaillons ensemble, nous ne formons plus qu'un. Je suis donc là pour vous, et vous êtes là pour moi.

Q Mon dos est fragile, est-ce que je peux tout de même suivre ce programme ?

R Cela dépend du genre de problème que

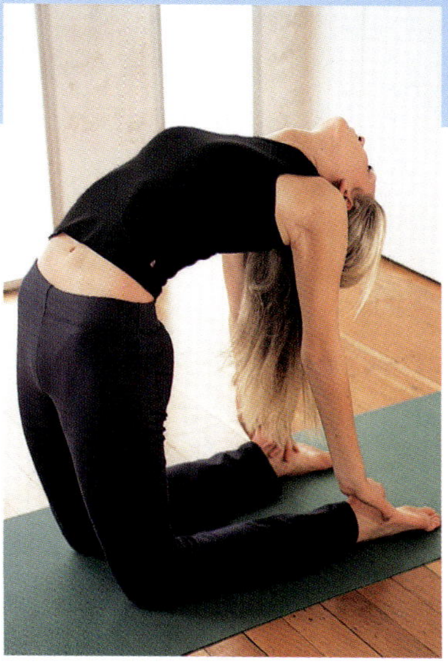

vous éprouvez ; il vaut mieux être prudent. Allez consulter un médecin, un ostéopathe ou un chiropraticien et s'il vous donne le feu vert, alors oui, vous pouvez suivre le programme. Mais soyez prudent. Une bonne règle à ne pas oublier : si vous éprouvez des douleurs ou si vous avez des doutes, arrêtez. De nombreux médecins recommandent la pratique du yoga comme moyen de rétablissement et de prévention d'autres problèmes de santé.

Q Dois-je arrêter de manger de la viande et dois-je devenir végétarien pour suivre le programme *Yoga minceur* ?

R Pour suivre mon programme, *Yoga minceur*, aucune restriction alimentaire ne vous est imposée. Certains yogis mangent de la viande, d'autres non. La plupart n'en mangent pas ; ce qui tend à se produire, c'est qu'à mesure que vous pratiquez le yoga régulièrement, votre envie de manger de la viande diminue naturellement. Certains grands maîtres yogiques disent qu'il est tout aussi important de faire attention à ce qui sort de la bouche qu'à ce qui y entre. Vous apprendrez à apprécier le dynamisme et le calme qui accompagnent un régime alimentaire simple et sain qui peut inclure ou non de la viande.

Q Qu'en est-il des cigarettes ? Si je suis ce programme, dois-je arrêter de fumer ?

R Lorsque j'ai commencé à faire du yoga, je fumais, mais à mesure que je pratiquais les exercices de respiration, je me rendais compte que les cigarettes annulaient les efforts déployés et le temps passé à le pratiquer. Et puis, un jour, j'ai eu envie d'avoir des poumons sains, une respiration saine, des vêtements qui sentaient bon, une vie plus longue et en meilleure santé, tout cela est devenu plus important que l'euphorie éphémère que me procurait la cigarette.

Q J'aime bien de temps à autre un petit verre d'alcool, et je ne peux pas commencer ma journée si je n'ai pas avalé ma dose de café. En boire modérément est acceptable, n'est-ce pas ?

R Le meilleur chemin est assurément celui de la modération, à moins que vous n'ayez particulièrement envie de suivre le chemin difficile qui consiste à renoncer à tout en même temps. Je vous suggère de suivre une étape à la fois, de progressivement diminuer votre consommation d'alcool et de café ; à mesure que vous pratiquerez le yoga, votre besoin de stimulants s'amoindrira sans effort. Le yoga est une discipline apaisante, une quelconque stimulation n'y a pas sa place, mais c'est vous qui devrez décider. Il est probable que vous soyez agité en raison de votre consommation de thé et de café qui contiennent de la caféine, essayez donc de réduire votre consommation, ne buvez plus qu'une tasse par jour, puis essayez de les remplacer par des boissons offertes dans les magasins d'aliments naturels. Au départ, mélangez le café au substitut, puis, graduellement, diminuez la proportion de café. Faites la même chose avec l'alcool ; acceptez un verre de temps à autre, mais souvenez-vous que trop d'alcool est nocif pour la santé. Je suis convaincue que l'état d'euphorie dans lequel vous vous sentirez après une séance de yoga ou après être entré en contact avec la beauté de votre moi véritable sera bien plus intense que la fausse euphorie éprouvée après un verre d'alcool.

Q Le yoga peut-il aider la vie sexuelle ?

R Bien sûr, pourquoi pensez-vous que j'aime autant le yoga ? Blague à part, le programme *Yoga minceur* vous aidera non seulement à perdre du poids, à retrouver confiance en vous, à vous sentir dynamique, à vous rappeler votre beauté intérieure, mais permettra également de reprendre contact avec votre moi intérieur. Votre cœur s'épanouira et vous pourrez aborder votre vie sexuelle avec une intimité retrouvée, qui vous conduira à vivre de belles expériences sexuelles et sensuelles. Vous faites l'amour avec le corps, l'esprit et l'âme, pas simplement avec le corps.

Q Quand pourrais-je obtenir des résultats ?

R Dès le premier jour. Les gens disent souvent qu'après leur première séance de yoga, ils passent une excellente nuit. Dès la première séance, vous serez plus calme, plus heureux, vous dormirez mieux et vous remarquerez que tout le monde autour de vous est moins stressé, c'est parce que c'est vous qui serez moins stressé ! Cela étant dit, quatre semaines de pratique régulière et déterminée vous donneront un corps plus mince, en meilleure santé et vous verrez la vie sous un angle plus positif. Ces transformations seront permanentes, elles amélioreront votre qualité de vie, vos relations personnelles seront plus harmonieuses, mais plus encore, la relation que vous entretiendrez avec vous-même sera enrichie au-delà de vos rêves.

Q Le jeûne est-il à recommander ?

R Il a été utile pour moi. Je vous recommande de jeûner avec un groupe d'autres personnes ou seul avec un spécialiste, loin de chez vous. J'ai également remarqué que la consommation de fruits uniquement, un jour par semaine, fait des merveilles pour mon corps, mais seulement si je suis dans un pays où il fait chaud ; cela ne fonctionne pas si je suis dans un pays où il fait froid ou humide. Après le jeûne, attendez-vous à être très lucide, rajeuni, débordant d'énergie et d'un sentiment très puissant d'affirmation et de maîtrise de soi. Après être revenue de l'une de mes retraites en Californie, où j'avais suivi un programme de jeûne, ma mère m'a demandé si je m'étais fait faire un lifting !

Q Il m'arrive de mettre automatiquement des aliments dans la bouche, et je ne sais même pas pourquoi. Je n'en ai même pas envie, et ensuite, je me sens mal. Pourquoi est-ce que j'agis ainsi ?

R La façon que nous avons de manger est très souvent régie par d'anciennes habitudes ou par nos émotions. Ce qui signifie que nous nous servons de la nourriture pour combler temporairement nos sentiments. Le problème qui est au cœur de ce processus doit être résolu avant d'en être totalement libéré. La pratique du yoga peut vous aider à prendre conscience du problème, et à découvrir s'il découle d'une habitude ou d'un manque affectif. Une fois que vous en êtes conscient, vous pouvez mettre à profit la discipline du yoga pour transformer cette habitude à l'aide des quelques suggestions que je vous propose tout au long du livre. Si votre problème a une cause affective, le yoga peut vous aider à approfondir votre prise de conscience pour découvrir ce qui vous manque et, ainsi, penser à un plan d'action qui comblera le vide ou le manque d'une façon ou d'une autre.

Q Quel est l'âge recommandé pour commencer le programme *Yoga minceur*?

R Le programme *Yoga minceur* convient à tous les âges.

Q Il arrive que mon ventre se gonfle tellement que j'ai l'impression d'être enceinte de six mois. Je ne suis pas grosse, mais je me sens grosse. Je prends soin de moi dans tous les autres aspects de ma vie. Pourquoi est-ce que je me sens si grosse ?

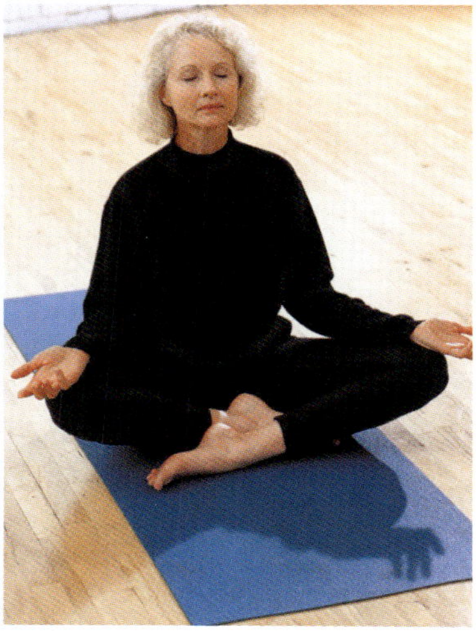

R Vous devriez tout d'abord consulter un médecin pour vous assurer qu'il n'y a pas lieu de vous inquiéter. Mon intuition me porte à croire que vous souffrez d'une intolérance alimentaire. Vous pouvez demander à votre médecin de vous faire passer des tests de sang, ou vous pouvez suivre un programme d'exclusion alimentaire chez vous. C'est relativement simple : pendant deux semaines, vous ne consommez pas le produit que vous soupçonnez être à la source du problème, et vous prenez votre pouls. Vous cherchez votre pouls à l'aide d'une légère imposition de l'index, du majeur et de l'annulaire de la main gauche sur le côté droit du cou, le long de la trachée. Vous pouvez également prendre votre pouls au poignet (dans le prolongement du pouce, juste en dessous du bracelet de montre). Avalez de petites quantités de l'aliment soupçonné, reprenez votre pouls au bout de 10, 30 et 60 minutes. Si votre pouls augmente de 10 pulsations, c'est que vous souffrez d'intolérance alimentaire. Mais ne désespérez pas, il existe actuellement de nombreux substituts dans le commerce. De nombreuses personnes souffrent d'intolérance alimentaire, les plus fréquentes sont les intolérances au blé, aux produits laitiers, à la levure, à l'alcool, au café, au thé, aux œufs, aux noix et aux oranges. Vous pouvez bien sûr faire attention à tous ces aliments et à votre réaction. Dans mon cas, j'ai remarqué que les cubes de bouillon provoquaient un gonflement des paupières, et je crois que c'est en raison de leur teneur en sel. Il arrive que les intolérances alimentaires soient temporaires, et en éliminant l'aliment coupable pendant une période de temps donnée, on peut recommencer à en manger en petites quantités.

Q Les aliments biologiques sont si chers, je ne peux pas me les permettre. Est-ce que je peux tout de même suivre le programme ?

R Oui. Vous obtiendrez de bons résultats. Tout le programme vise à rééquilibrer sainement le corps assez rapidement, pour qu'il puisse brûler et digérer les lipides à un rythme qui vous convient. Si vous ne consommez pas d'aliments biologiques, cela risque de prendre un peu plus de temps. Il est vrai qu'au premier abord, quand on les compare aux aliments ordinaires, les aliments biologiques peuvent paraître beaucoup plus chers, mais il existe des façons de contourner ce problème. Vous pouvez commencer par faire pousser vos propres aliments, ne seraient-ce que des fines herbes ou de la laitue, dans une jardinière ou un pot. Liez-vous d'amitié avec quelqu'un qui a un grand jardin et qui vous vendra ou vous donnera ses surplus de légumes biologiques. Essayez de savoir quand votre marché d'aliments biologiques solde ses légumes et son poulet, et allez-y de bonne heure ! Il y a certainement dans votre région des associations de culture biologique dont vous pouvez devenir membre. Adhérez-y pendant un an et vous obtiendrez chaque semaine un panier de légumes biologiques, que vous irez chercher ou que l'on viendra vous livrer.

Quelques sujets de réflexion

Il arrive que l'on prenne des risques lorsqu'on mobilise toutes ses ressources psychologiques, mais c'est alors qu'elles deviennent source d'enrichissement. Si vous désirez approfondir le programme *Yoga minceur* ou en dépasser les limites, lisez les quelques considérations suivantes, réfléchissez-y et voyez de quelles façons elles peuvent se rapporter à vous et à votre situation. Prenez-en une à la fois, analysez-la sous tous les angles et réfléchissez à ce qu'elle signifie pour vous. Vous serez surpris de voir à quel point elle est utile.

S'en remettre à l'intelligence de la vie

Observez la nature. Elle n'a pas besoin de régimes ni de manuels d'instructions pour croître, faire pousser des fleurs et des graines en prévision du cycle de croissance suivant. Peut-être que si nous mettions à profit la vitalité de l'univers à l'aide du yoga, nous saurions alors quels sont les meilleurs aliments pour nous, la quantité d'eau qu'il nous faut boire, ce qu'il ne faut pas boire, comment être et vivre en harmonie. C'est ce que j'ai découvert et appris en observant la nature autour de moi ; peut-être que vous pourriez en faire autant.

Trois petits mots qui vous feront maigrir instantanément : cessez de juger

Vous vous sentez gros parce que vous vous comparez constamment aux autres, à vos amis ou aux acteurs de cinéma.

Ce à quoi l'on résiste persiste ; ce que l'on accepte disparaît

S'accepter tel que l'on est ne signifie nullement que l'on a choisi l'inaction ; cela signifie tout simplement que l'on ne veut plus perdre de temps à justifier la raison pour laquelle on en est arrivé à être comme on est maintenant.

Vous avez l'âge de votre colonne vertébrale

C'est la raison pour laquelle au cours des séances de yoga, nous consacrons énormément de temps aux mouvements qui font intervenir la colonne vertébrale : elle est l'autoroute du corps par laquelle transitent et circulent les systèmes et les différentes énergies du corps.

Ce que l'esprit peut concevoir (une nouvelle personne mince et dynamique) le corps peut exécuter.

C'est en partant de ce principe que le programme *Yoga minceur* fonctionne à tous les niveaux.

Ne vous accablez pas !

Le programme *Yoga minceur* est un programme qui met l'accent sur l'élimination de la tension et sur le fait de perdre du poids naturellement, non en s'acharnant.

Serpents et échelles

La vie ressemble souvent à ce jeu : deux pas en avant, trois pas en arrière ! Bien souvent, ce déplacement en arrière nous prépare aux déplacements vers l'avant, et, bien souvent, c'est lorsqu'on s'imagine faire du surplace que l'on franchit une étape importante du développement personnel.

Manger pour vivre, et non vivre pour manger

À mesure que vous suivez le programme *Yoga minceur*, vous apprécierez naturellement de plus petites portions de nourriture.

Le chemin le plus difficile ne mesure que 30 cm : c'est celui qui part de la tête et se rend au cœur

Ce qui revient à dire qu'au lieu de toujours faire appel à l'esprit où la logique est reine, vous commencez par agir selon votre cœur, vous abordez la vie avec plus d'amour.

L'esprit ressemble aux eaux d'un lac

Lorsque les eaux d'un lac sont troubles, les images qu'elles réfléchissent sont floues. La lumière qui éclaire le lac est fragmentée, résultant en une mosaïque de couleurs qui n'ont ni queue ni tête. Mais si les eaux du lac sont calmes, elles réfléchissent parfaitement le ciel, les arbres, etc., tout comme un miroir. Pareillement, l'esprit ne peut pas réfléchir la vérité si l'angoisse et l'inattention le perturbent.

Un esprit gros

Les matins où vous vous sentez plus gros que de coutume, ne dites pas : « Je me sens gros aujourd'hui », dites plutôt : « J'ai de grosses pensées aujourd'hui ». Cette seconde phrase reflète davantage la réalité.

ET POUR TERMINER, QUELQUES PENSÉES POUR VOUS FAIRE RÉFLÉCHIR ET MAIGRIR !

- **Un mensonge que l'on se raconte devient vite vérité s'il n'est pas démasqué.**
- **Mettez-vous au défi de donner le meilleur de vous-même. L'échec n'existe pas ; il n'existe qu'une certaine indifférence à ne pas vouloir essayer.**
- **Accepter d'être vulnérable ouvre la porte à la force.**
- **Tout ce qui empire avec l'âge s'améliore avec le yoga.**
- **Je n'ai pas le temps de ne pas m'entraîner.**
- **Rien n'est aussi délectable que de se sentir mince.**
- **Ce sont les efforts continus que nous déployons pour paraître différents de ce que nous sommes véritablement qui sont à l'origine de tous nos problèmes.**
- **Vous n'obtenez que ce à quoi vous vous attendez et que vous croyez obtenir.**
- **Plus vous détestez quelque chose et plus vous y êtes attaché ; plus vous l'aimez et plus vous vous sentez libre.**
- **Votre monde extérieur est la représentation symbolique de votre monde intérieur.**

Adresses utiles

Pour de plus amples renseignements sur le programme *Yoga minceur* ou pour communiquer avec l'auteure, consultez le site Internet www.yogaforslimmers.com (en anglais seulement).

Pour votre régime alimentaire de détoxication de 28 jours :

www.paniersante.com (Québec)
www.powerbar.ca (Canada)
www.bioforce.fr (France)
www.sunrider.com (International)

Intolérance alimentaire (test)

www.allerg.qc.ca, Association des allergologues et immunologues du Québec
www.aqaa.qc.ca, Association québécoise des allergies alimentaires (Québec)
www.anaice.net, Association nationale des allergologues et immunologues cliniciens exclusifs (France)

Nutrition

www.opdq.org, Ordre professionnel des diététistes du Québec
www.updlf.be, Union professionnelle des gradués en diététique de langue française (Belgique)

Nutrition (suite)

www.svde.ch, Association suisse des diététiciens et diététiciennes diplômé(e)s
www.adlf.org, Association des diététistes de langue française (International)

Produits organiques

www.caaq.org, Conseil des appellations agroalimentaires du Québec
www.agencebio.org, Agence BIO (France)

Végétarisme

www.kaivalya.ca (Canada)
www.vegetarisme.fr (France)
www.vegetarisme.info (France)
www.vegelist.online.fr (France)
www.vegetarisme.ch (Suisse)
vegetarismus.ch (Suisse)
www.vegetarisme.org (International)

Germes

www.francebiotechnologies.com

Retraites et développement personnel

www.ermitage.ca (Québec)
www.momentumcoaching.ca (Québec)
www.terre-inipi.com (France)
www.centre-st-francois.ch (Suisse)
www.coachingcity-annuaire.com (Europe)

Cours de Yoga

www.yogamontreal.net (Québec)
www.espaceyoga.com (Québec)
www.yogamonde.com (Québec)
www.univ-occ-yoga.org (France)
www.sivananda.org (International)

Vêtements et accessoires

www.mondor.com (Québec)
www.chin-mundra.com (France)
www.yogatapis.com (France)
www.tempsdanse.com (France)

Tableau synoptique des postures

À mesure que vous avancerez dans le programme *Yoga minceur*, cette liste d'exercices et de postures pourra s'avérer fort utile pour vous permettre de les repérer rapidement. Effectuez chaque posture au moins une fois et maintenez-la pendant 4 à 7 cycles de respiration. Pratiquez-les tous les jours, religieusement !

Index

O

P

R

S